Z-126a
(H-VIII)

Akademie der Wissenschaften und der Literatur · Mainz

Colloquia Academica

Akademievorträge junger Wissenschaftler

Naturwissenschaften   N 1999

Akademie der Wissenschaften und der Literatur · Mainz

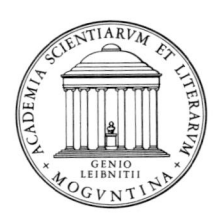

Bert Jüttler

Rationale Splines
zur Robotersteuerung

Hans-Ulrich Kauczor

Von der Grundlagenforschung
zur klinischen Anwendung:
Magnetresonanztomographie mit
polarisiertem Helium-3-Gas

Andreas Offenhäusser

Kopplung funktioneller Biomembranen
mit externen Elektroden

Franz Steiner Verlag · Stuttgart

Herausgegeben von der Akademie der Wissenschaften und der Literatur, Mainz,
in Verbindung mit der Johannes Gutenberg-Universität Mainz und
dem Ministerium für Bildung, Wissenschaft und Weiterbildung des Landes Rheinland-Pfalz.

Die Deutsche Bibliothek — CIP-Einheitsaufnahme

Jüttler, Bert:
Rationale Splines zur Robotersteuerung / Bert Jüttler. Von der
Grundlagenforschung zur klinischen Anwendung :
Magnetresonanztomographie mit polarisiertem Helium-3-Gas / Hans Ulrich
Kauczor [u. a.]. [Gesamtw. hrsg. von der Akademie der Wissenschaften
und der Literatur, Mainz, in Verbindung mit der
Johannes Gutenberg-Universität Mainz und dem Ministerium für Bildung,
Wissenschaft und Weiterbildung des Landes Rheinland-Pfalz]. —
Stuttgart : Steiner, 2000
  (Colloquia academica / Akademie der Wissenschaften und der
  Literatur, Mainz : N, Naturwissenschaften ; 1999)
  ISBN 3-515-07710-3

© 2000 by Akademie der Wissenschaften und der Literatur, Mainz.
Alle Rechte einschließlich des Rechts zur Vervielfältigung, zur Einspeisung in elektronische
Systeme sowie der Übersetzung vorbehalten. Jede Verwertung außerhalb der engen Grenzen
des Urheberrechtsgesetzes ist ohne ausdrückliche Genehmigung der Akademie und des Verlages unzulässig und strafbar.
Druck: Rheinhessische Druckwerkstätte, Alzey.
Computersatz: Gabriele Corzelius, Mainz.
Printed in Germany.
Umschlaggestaltung: Offenberg Grafik, Nierstein.
Gedruckt auf säurefreiem, chlorfrei gebleichtem Papier.

ISBN 3-515-07710-3
ISSN 0949-8133

Inhalt

BERT JÜTTLER: Rationale Splines zur Robotersteuerung 7

HANS-ULRICH KAUCZOR: Von der Grundlagenforschung zur klinischen Anwendung: Magnetresonanztomographie mit polarisiertem Helium-3-Gas 29

ANDREAS OFFENHÄUSSER: Kopplung funktioneller Biomembranen mit externen Elektroden 57

Rationale Splines zur Robotersteuerung

von

Bert Jüttler (Darmstadt)[*]

Die verschiedenen Techniken des Computer Aided Design (CAD) werden heute zum Entwurf und bei der Herstellung verschiedenster Produkte verwendet. Bei zahlreichen Werkstücken treten nur relativ einfache geometrische Grundformen (etwa Polyeder, Zylinder, Kugeln u.ä.) auf, die zu komplexeren Objekten zusammengesetzt sind. In einigen Anwendungen werden jedoch auch allgemeinere geometrische Formen, sog. Freiform-Kurven und Freiform-Flächen, benötigt. Solche Kurven und Flächen spielen etwa bei der Beschreibung von Fahrzeugkarosserien im Automobilbau eine wesentliche Rolle. Weitere typische Anwendungen findet man im Schiffsentwurf oder Flugzeugbau.

Mit Hilfe von rationalen Bewegungsvorgängen können die zur Beschreibung von Freiform-Kurven entwickelten Techniken eingesetzt werden, um Probleme aus der Kinematik und Robotik zu behandeln. Der erste Abschnitt dieses Artikels stellt einige Aspekte der Theorie der rationalen Splinekurven zusammen. Daran anschließend werden im zweiten Teil rationale Bewegungsvorgänge behandelt. Dabei wird u.a. auf die Ermittlung von Hüllgebilden bewegter Objekte eingegangen. Abschließend beschreibt der dritte Abschnitt eine kommerzielle Robotersteuerung, die zur Bahnbeschreibung rationale Splinebewegungen einsetzt.

1. Rationale Splinekurven

Zur Darstellung von Freiform-Geometrien im Computer Aided Design werden vorwiegend rationale Parameterdarstellungen (sog. rationale Spli-

---

[*] Technische Universität Darmstadt, Fachbereich Mathematik, Arbeitsgruppe 3, Schloßgartenstr. 7, 64289 Darmstadt; e-mail: juettler@mathematik.tu-darmstadt.de.

nekurven und -flächen, s. [8]) verwendet. Am Anfang der Entwicklung der rationalen Spline-Techniken stand die Einführung der Bézier-Kurven im Automobilbau. Diese Kurven wurden gegen Ende der fünfziger Jahre unabhängig voneinander durch zwei französische Ingenieure, P. Bézier (Renault) [1] und P. de Casteljau (Citroën) [2] entwickelt.

Eine Bézier-Kurve wird durch eine Folge von Kontrollpunkten (das sog. Kontrollpolygon) beschrieben, vgl. Abb. 1. Diese Punkte dienen als Design-Werkzeug und legen den Verlauf der Kurve fest. Das Parametergebiet der Kurve ist das Einheitsintervall [0,1]. Jeder Parameterwert t aus diesem Intervall entspricht einem Kurvenpunkt, der mit Hilfe des Algorithmus von de Casteljau konstruiert werden kann.

Für eine Bézier-Kurve dritter Ordnung ist diese Konstruktion in Abb. 1 dargestellt: Das durch den Parameterwert t festgelegte Teilverhältnis $(1 - t) : t$ wird zunächst auf die drei Seiten des Kontrollpolygons übertragen. Durch Verbinden der so entstandenen Punkte entsteht ein kürzerer Polygonzug. Die gesamte Konstruktion wird nun iterativ wieder auf diesen Polygonzug angewendet, bis schließlich nur noch ein einzelner Punkt verbleibt. Dieser ist dann der gesuchte Kurvenpunkt zum Parameterwert t.

Durchläuft der Parameterwert t das Einheitsintervall, so entsteht eine Kurve, die den ersten und den letzten Kontrollpunkt miteinander verbindet und überdies die erste und letzte Kante des Kontrollpolygons tangential berührt. Das Kontrollpolygon einer Bézier-Kurve spiegelt die Kurvengestalt wieder und kann damit als Design-Werkzeug verwendet werden, s. Abb. 2. Wird beispielsweise ein Kontrollpunkt abgeändert, so folgt die Kurve dieser Modifikation. Darüber hinaus liegt eine Bézier-Kurve stets in der konvexen Hülle ihres Kontrollpolygons, denn die Konstruktion von de Casteljau verwendet ausschließlich Konvexkombinationen der gegebenen Kontrollpunkte.

Eine Bézier-Kurve ist geometrisch invariant mit ihrem Kontrollpolygon verbunden, da beim Algorithmus von de Casteljau nur Teilverhältnisse eine Rolle spielen. Diese Konstruktion bleibt damit bei allen teilverhältnistreuen Transformationen, wie Drehungen, Verschiebungen, Skalierungen oder Scherungen, invariant.

Neben der geometrischen Konstruktion können Bézier-Kurven auch durch eine Parameterdarstellung beschrieben werden. Die einzelnen Koordinatenfunktionen sind dabei Polynome des Kurvenparameters t. Als Basisfunktionen treten die sog. Bernstein-Polynome auf, die in verschiedenen Teilgebieten der Mathematik, u.a. in der Wahrscheinlichkeitsrechnung und der Approximationstheorie, eine Rolle spielen. Durch die Parameterdarstellung sind die Eigenschaften von Bézier-Kurven auch analytisch leicht zugänglich.

Während Bézier-Kurven und -Flächen für die Beschreibung von Freiform-Geometrien hervorragend geeignet sind, so ist es jedoch nicht möglich, mit ihrer Hilfe spezielle geometrische Formen wie Kegelschnitte (insbesondere Kreisbögen), die traditionell von großer Bedeutung sind, exakt zu beschreiben. Um diese Schwierigkeit zu umgehen, wurde die allgemeinere Klasse der rationalen Bézier-Kurven eingeführt. Zur Konstruktion dieser Kurven werden die einzelnen Kontrollpunkte mit je einem Gewicht versehen. Bei der Übertragung des Teilverhältnisses $(1 - t) : t$ auf die Seiten des Kontrollpolygons wird jeweils eine Projektion zwischengeschaltet, um die unterschiedlichen Gewichte der Kontrollpunkte zu berücksichtigen, s. Abb. 3. Durch diese Projektion wird das gegebene Teilverhältnis in ein weiteres Verhältnis abgeändert, in das die Gewichte der Kontrollpunkte eingehen. Darüber hinaus liefert der Projektionsschritt auch ein Gewicht für den neu entstehenden Punkt, das dann im nächsten Schritt des de Casteljau-Algorithmus erneut zu berücksichtigen ist.

Durch Verwendung von Gewichten ist es möglich, den Einfluß der einzelnen Kontrollpunkte auf die Kurvengestalt genau zu dosieren. Je größer (im Verhältnis zu den anderen) ein Gewicht gewählt wird, desto mehr beeinflußt der entsprechende Kontrollpunkt den Kurvenverlauf. Falls alle Gewichte einander gleich gewählt werden, so erhält man als Spezialfall wieder eine polynomiale Bézier-Kurve. Für positive Gewichte bleiben die geometrischen Eigenschaften der Bézier-Kurven erhalten: Die Kurve liegt weiterhin in der konvexen Hülle des Kontrollpolygons und ist geometrisch invariant mit ihm verbunden.

Auch rationale Bézier-Kurven können natürlich durch Parameterdarstellungen beschrieben werden. Die Koordinatenfunktionen sind dabei rationale Funktionen des Kurvenparameters t, wobei die im Nenner auftretenden Polynome übereinstimmen und allein durch die Gewichte der Kontrollpunkte festgelegt sind.

Zusammenfassend läßt sich feststellen, daß die Techniken von Bézier und de Casteljau sowohl den Belangen der numerischen Mathematik als auch der Geometrie gerecht werden. Einerseits stehen einfache und stabile Berechnungsverfahren zur Verfügung, andererseits bilden die Kontrollpunkte ein anschauliches geometrisches Werkzeug zum Entwurf und zur Manipulation von Bézier-Kurven.

Die Theorie der rationalen Bézier-Darstellungen kann bis ins vorige Jahrhundert zurückverfolgt werden. Bereits 1870 wurde eine Arbeit veröffentlicht [6], in der eine zum Algorithmus von de Casteljau ähnliche Konstruktion für ebene rationale Kurven entwickelt wurde.

Der Begriff der Splinekurve geht ebenfalls bereits bis ins letzte Jahrhundert zurück. Im englischen Schiffbau wurden damals bei der Herstellung von Schiffsoberflächen elastische Latten, die sog. „Splines", verwendet, um aus einer Folge von Punkten eine glatte Kurve zu erzeugen. Übersetzt man dieses Verfahren in die Sprache der Mathematik, so erhält man nach einiger Vereinfachung das in Abb. 4 schematisch dargestellte Variationsproblem: Gesucht wird eine Funktion $f(x)$, die minimal gekrümmt ist, dabei aber durch eine Reihe von gegebenen Punkten verläuft. Die Gesamtkrümmung wird hierbei durch das Integral über das Quadrat der zweiten Ableitung gemessen.

Die Lösung dieses Variationsproblems kann explizit angegeben werden: Die minimal gekrümmte Funktion $f(x)$ besteht aus Segmenten kubischer Polynome, die an den gegebenen Datenpunkten so zusammengesetzt sind, daß jeweils erste und zweite Ableitungen übereinstimmen. Allgemein wird heute jede stückweise definierte Kurve als Splinekurve bezeichnet.

Rationale Splinekurven entstehen durch Zusammensetzen von rationalen Bézier-Kurven (mit vorgegebener Differenzierbarkeitsordnung an den Segment-Endpunkten) zu einer Gesamtkurve. Diese Kurven sind in der Lage, komplexe Freiform-Geometrien mit relativ geringem Aufwand zu beschreiben. Beispielsweise verwendet die grafische Programmiersprache Postscript, die zur rechnergestützten Beschreibung von Grafiken verwendet wird und in zunehmendem Maße bei der Steuerung von Druckern Verwendung findet, Bézier-Splinekurven, um Zeichensätze (Fonts) darzustellen. Als Beispiel zeigt Abb. 5 den Buchstaben „r" in einer herkömmlichen Computerschrift, bei der der Buchstabe pixelweise gespeichert wird, sowie die Beschreibung desselben Buchstabens in einer Postscript-Schrift mit Hilfe von Splinekurven. Die Verwendung von Bézier-Splines bietet hier eine Reihe von Vorteilen. So können Postscript-Schriften problemlos skaliert werden, ohne die Genauigkeit der Darstellung zu beeinträchtigen.

Rationale Splinekurven und -flächen wurden in den letzten Jahrzehnten zum gebräuchlichsten Werkzeug für die Beschreibung von Freiform-Geometrie im Computer Aided Design. Diese Entwicklung ist wesentlich darin begründet, daß diese Klasse von Kurven und Flächen und die mit ihr verbundenen Algorithmen sowohl geometrisch flexibel als auch numerisch stabil und effizient sind. Rationale Spline-Darstellungen bilden einen Teil des STEP-Standards (ISO-Standard 10303: „**ST**andard for the **E**xchange of **P**roduct model data"), in dem ein Format für den Datenaustausch zwischen CAD-Systemen vereinbart wurde.

2. Rationale Bewegungen

Mit Hilfe von rationalen Bewegungsvorgängen lassen sich Splinekurven für Anwendungen in der räumlichen Kinematik nutzbar machen. Die Bewegung eines Körpers im Raum wird mathematisch durch eine zeitabhängige Koordinatentransformation $B(t)$ beschrieben. Für jeden Zeitpunkt t ordnet diese Transformation den Punkten des bewegten Objektes die entsprechenden Koordinaten im festen System, den sog. Weltkoordinaten, zu. Ein Beispiel eines Bewegungsvorgangs ist in Abb. 6 dargestellt, wobei das bewegte System durch den Einheitswürfel visualisiert wird. Zur besseren Veranschaulichung wurden die Seitenflächen des Würfels mit verschiedenen Markierungen (Kreuzen, Quadraten und Dreiecken) versehen.

Die Transformation zwischen festem und bewegtem System kann zu jedem Zeitpunkt aus einer Translation und einer anschließenden Drehung zusammengesetzt werden, wobei der Translationsanteil der Bahnkurve $\mathbf{p}(t)$ des Koordinatenursprungs entspricht. Der Drehanteil wird durch eine eigentlich orthogonale Matrix $U(t)$ beschrieben.

Ein rationaler Bewegungsvorgang liegt vor, wenn die Bahnkurven sämtlicher Punkte des bewegten Systems rationale Kurven mit dem Parameter t sind. Abb. 7 zeigt ein Beispiel für einen solchen Bewegungsvorgang. Neben einigen Positionen des bewegten Einheitswürfels ist die Bahnkurve eines Punktes eingezeichnet, dabei handelt es sich um eine rationale Bézier-Kurve vom Grad 6.

Ein rationaler Bewegungsvorgang wird durch eine Koordinatentransformation $B(t)$ beschrieben, bei der die Komponenten der Drehmatrix rationale Funktionen der Zeit t sind. Zur Konstruktion rationaler Bewegungen muß man demnach spezielle orthogonale Matrizen $U(t)$ finden, deren Komponenten sämtlich rationale Funktionen sind. Darüber hinaus liegt natürlich auch bei der Bahnkurve des Ursprungs eine rationale Kurve vor.

Die Verwendung von rationalen Bewegungsvorgängen bietet eine Reihe von Vorteilen. So sind die Bahnkurven kompatibel mit der in CAD-Systemen verwendeten Kurvendarstellung, und es stehen effiziente Verfahren zur Berechnung der einzelnen Positionen des bewegten Objekts zur Verfügung.

Rationale Bewegungsvorgänge wurden bereits 1895 von G. Darboux betrachtet [3]. Darboux beschäftigte sich mit rationalen Bewegungen zweiter Ordnung, den später nach ihm benannten Darboux-Bewegungen. Bei diesen handelt es sich um die allgemeinsten echt räumlichen Bewegungsvorgänge, bei denen sämtliche Punkte des bewegten Systems ebene Bahnkurven besitzen. Darboux-Bewegungen lassen sich durch Überlagerung einer sog. Ellipsenbewegung mit einer harmonischen Schwingung gewinnen.

Eine Ellipsenbewegung ist eine spezielle Kreisrollung (Trochoidenbewegung), bei der ein Kreis im Inneren eines doppelt so großen Kreises abrollt, s. Abb. 8. Jeder Punkt, der fest mit dem rollenden Kreis verbunden ist, beschreibt dabei eine Ellipse. Für Punkte auf dem Rand des rollenden Kreises entartet die Ellipse zu einem (bei jedem Umlauf) doppelt durchlaufenen Durchmesser des festen Kreises.

Dieses Prinzip liegt den früher gebräuchlichen Ellipsenzirkeln zugrunde (Abb. 9). Bei einem solchen Zirkel wandern zwei fest miteinander verbundene Punkte auf zwei zueinander senkrechten Gleitschienen. Die Verbindungsstrecke entspricht dem Durchmesser des bewegten Kreises in Abb. 8, der auf ihrer Verlängerung liegende Zeichenstift durchläuft eine Ellipse.

Bettet man eine Ellipsenbewegung in den Raum ein, so rollt ein Kreiszylinder im Inneren eines doppelt so großen Kreiszylinders ab. Diese Rollbewegung wird nun noch mit einer harmonischen Schwingung in Richtung der Achsen beider Zylinder überlagert, wobei die Frequenz der Schwingung mit der der Umlaufbewegung übereinstimmt, s. Abb. 10. Bei der so entstehenden Darboux-Bewegung sind sämtliche Bahnkurven wiederum Ellipsen, die aber nicht mehr in zueinander parallelen Ebenen liegen.

Rationale Bewegungsvorgänge dritter und vierter Ordnung wurden von W. Wunderlich und O. Röschel eingehend geometrisch untersucht [13, 16]. Mit Hilfe der sog. kinematischen Abbildung der sphärischen Kinematik (vgl. [12]) wurde in [9] eine allgemeine Konstruktion für rationale Bewegungen entwickelt. Die kinematische Abbildung stellt einen Zusammenhang zwischen der Drehgruppe des dreidimensionalen Raumes und den Punkten der Einheitskugel S^3 des vierdimensionalen Raumes her, s. Abb. 11. Jeder Drehmatrix wird ein Paar antipodaler Punkte auf der Einheitskugel zugeordnet, eine Drehbewegung entspricht somit einem Paar antipodaler Kurven. Diese Zuordnung geschieht mit Hilfe der sog. Euler-Parameter einer Drehmatrix, die bereits um 1770 von L. Euler in ähnlicher Form verwendet wurden. Jede Drehmatrix läßt sich als quadratische Funktion dieser Parameter ausdrücken, und umgekehrt können diese Parameter aus Drehwinkel und Drehachse gewonnen werden.

Wie in [9] gezeigt wurde, läßt sich jede rationale Drehbewegung der Ordnung $2n$ (d.h. jede Drehmatrix $U(t)$, deren Komponenten rationale Funktionen der Ordnung $2n$ sind) folgendermaßen konstruieren: Durch Zentralprojektion (mit dem Ursprung als Zentrum) einer rationalen Kurve n-ter Ordnung im vierdimensionalen Raum auf die Einheitskugel entsteht eine sphärische Kurve. Deren Bild bei der kinematischen Abbildung ist der gesuchte Bewegungsvorgang. Diese Beobachtung führt auf eine allgemeine Konstruktion und Klassifikation für rationale räumliche Bewegungsvorgänge.

Die beschriebene Konstruktion liefert ein Verfahren zur Interpolation mit rationalen Spline-Bewegungen. Dieses Interpolationsproblem tritt beispielsweise bei der Bahnplanung für Industrieroboter, aber auch bei der Animation bewegter Objekte in der Computergrafik auf. Gegeben sei eine Folge von Positionen eines bewegten Objekts, s. Abb. 13a. Bei der kinematischen Abbildung entsprechen die gegebenen Positionen einer Folge von Paaren antipodaler Punkte auf der Einheitskugel im vierdimensionalen

Raum. Mit Hilfe von Standardverfahren für Interpolation mit Freiform-Kurven im CAD (s. [8, 10]) konstruiert man eine rationale Splinekurve, die die von diesen Punktepaaren aufgespannten Geraden trifft, s. Abb. 12. Aus dieser Kurve erhält man dann den Drehanteil des gesuchten interpolierenden Spline-Bewegungsvorgangs.

Das skizzierte Interpolationsverfahren kann zur Erzeugung sog. Bewegflächen eingesetzt werden, s. Abb. 13. Derartige Flächen sind für verschiedene Anwendungen im Flächendesign von Interesse, sie entstehen durch die Bewegung einer starren Profilkurve im Raum. Eine bemerkenswerte Illustration dieses Prinzips findet man in Béziers Vorwort zu [4]. Unterwirft man eine rationale Profilkurve einem rationalen Spline-Bewegungsvorgang, so entsteht eine rationale Splinefläche. Diese Fläche liegt automatisch in einer CAD-kompatiblen Darstellung vor.

Während eines Bewegungsvorgangs durchläuft ein bewegtes Objekt einen bestimmten Bereich des Raumes. Die begrenzende Fläche dieses Bereichs, das sog. Hüllgebilde, wird in verschiedenen Anwendungen, beispielsweise für Kollisionstests, benötigt. Für rationale Spline-Bewegungen stehen verschiedene Verfahren zur näherungsweisen oder exakten Bestimmung von Hüllgebilden zur Verfügung. Ein sehr effizientes approximatives Verfahren, das von M.G. Wagner entwickelt wurde [11, 14], beruht auf folgender Beobachtung: Bei gleichmäßiger Verfeinerung konvergiert die konvexe Hülle des Kontrollpolygons einer Bézier-Kurve sehr schnell gegen die eigentliche Kurve. Diese Tatsache wird in Abb. 14 veranschaulicht, in der eine Bézier-Kurve zweiter Ordnung und deren Kontrollpolygon vor und nach mehrfacher Unterteilung dargestellt sind.

Dieses Prinzip läßt sich auf rationale Spline-Bewegungen übertragen. Die Bewegungen lassen sich mit einer Kontrollstruktur ausstatten [11, 14], die das Kontrollpolygon der Bézier-Kurven verallgemeinert (s. Abb. 15). Die Kontrollstruktur besteht aus affinen Bildern des bewegten Objektes, die aus den Kontrollpunkten der einzelnen Bahnkurven zusammengesetzt sind.

Auch hier liegt das bewegte Objekt stets in der konvexen Hülle der Kontrollstruktur, und durch Verfeinerung läßt sich eine beliebig genaue Approximation des durchlaufenen Volumens erzeugen. Die ursprüngliche konvexe Hülle und das Ergebnis nach zwei Unterteilungsschritten sind in Abb. 16 dargestellt.

Anders als bei rationalen Spline-Kurven kann die Kontrollstruktur jedoch nicht zum Design eines Bewegungsvorgangs verwendet werden. Bei allgemeiner Vorgabe der affinen Kontrollpositionen des bewegten Objektes entsteht ein sog. affiner Bewegungsvorgang, bei dem das Objekt während seiner Bewegung Skalierungen oder Scherungen unterworfen ist. Um eine starre Bewegung zu erzielen, müssen die Kontrollpositionen speziell gewählt werden; dazu ist die Verwendung der kinematischen Abbildung nötig.

Für spezielle Klassen bewegter Objekte, beispielsweise für Polyeder, kann das Hüllgebilde sogar exakt bestimmt werden. Die Hüllfläche eines bewegten Polyeders besteht aus Regelflächen, die durch die Kanten des Polyeders erzeugt werden, sowie aus abwickelbaren Flächen, sog. Torsen, die von den Seitenflächen eingehüllt werden, s. Abb. 17. Neben diesen beiden Flächentypen zeigt die Abbildung die Bahnkurven der Eckpunkte des bewegten Würfels sowie die affinen Kontrollpositionen. Für beide Typen der eingehüllten Flächen ist es möglich, exakte rationale (und damit CAD-kompatible) Parameterdarstellungen zu konstruieren, wobei jedoch recht hohe Ordnungen (Polynomgrade) auftreten können.

Die exakte Berechnung der Hüllflächen wurde von M.G. Wagner auf allgemeinere Klassen bewegter Objekte übertragen [11, 14]. So kann beispielsweise auch für bewegte Zylinder eine geschlossene Darstellung der Hüllfläche gefunden werden. Dieser Spezialfall ist etwa interessant, um die beim Fräsen mit einem zylindrischen Fräswerkzeug entstehenden Flächen zu ermitteln.

Das Prinzip der Konstruktion wird in Abb. 18 dargestellt: Die Schar der Tangentialebenen eines Zylinders hängt von nur einem Parameter ab. Ein Bewegungsvorgang erzeugt dann eine zweiparametrische Ebenenschar, durch die die gesuchte Fläche eingehüllt wird. Auch hier führt ein rationaler Bewegungsvorgang auf rationale Hüllflächen, allerdings erneut von relativ hoher Ordnung.

Abb. 19 zeigt ein Beispiel. Hier wurde die entstehende Hüllfläche gezeichnet, zusammen mit einigen Flächenkurven, den sog. Charakteristiken. Während des Bewegungsvorgangs berührt der Zylinder die eingehüllte Fläche entlang dieser Kurven tangential.

Wie in diesem Abschnitt beschrieben, lassen sich mit Hilfe von rationalen Spline-Bewegungen verschiedene Techniken (wie beispielsweise Interpolationsverfahren), die ursprünglich für die Konstruktion von Freiform-Kurven und -Flächen im CAD entwickelt wurden, auch zur Lösung kinematischer Probleme einsetzen.

3. Robotersteuerung

Dieser Abschnitt stellt einen Teil einer kommerziellen Robotersteuerung vor, bei der rationale Spline-Bewegungen zur Bahnbeschreibung eingesetzt werden. Der verwendete Interpolationsalgorithmus entstand in Zusammenarbeit mit Th. Horsch und M. Wetzel (Reis Robotics GmbH, Obernburg). Die Einzelheiten werden in [7] und [15] beschrieben.

Die Firma Reis stellt Industrieroboter verschiedener Größen und Geometrien her. Neben der klassischen Bauweise mit 6 rotatorischen Freiheitsgraden zählen dazu auch Modelle mit translatorischen Antrieben, teilweise auch mit mehr als 6 Freiheitsgraden. Für einen Überblick über mögliche Bauformen von Industrierobotern sei hier auf einschlägige Lehrbücher, beispielsweise [5], verwiesen.

Bei der sog. „teach-in" Programmierung eines Roboters gibt der Anwender eine Folge von Positionen des End-Effektors vor. Jede dieser Positionen wird durch die Lage des Ursprungs im bewegten System (des sog. **T**ool **C**enter **P**oints – TCP) und durch die Angabe der Orientierung der Koordinatenachsen beschrieben, vgl. Abb. 20. Neben den Positionen des End-Effektors werden ggf. auch noch Prozeßparameter, die für die Bearbeitung des Werkstücks benötigt werden, angegeben.

Aus den vorgegebenen Positionen erzeugt die Steuerung zunächst eine feinere Folge von Positionen. Dafür steht neben den bisher eingesetzten linearen und zirkulären Interpolationsverfahren, bei denen stückweise Geraden und Kreissegmente zur Bahnbeschreibung verwendet werden, nun auch ein Algorithmus zur Spline-Interpolation zur Verfügung. Der Interpolationstakt für die Erzeugung der verfeinerten Folge von Positionen liegt in der Größenordnung von 10ms. Aus der verfeinerten Folge berechnet die Steuerung dann die Gelenkwinkel des Roboters. Der Spline-Interpolationsalgorithmus muß folgenden Anforderungen genügen:

- Die Konstruktion jedes Teilstücks der erzeugten Bewegung soll lokal erfolgen, d.h. nur von den benachbarten Vorgabepositionen abhängen, s. Abb. 21. Diese Bedingung ist wesentlich, da die Steuerung als Interpreter der vorgegebenen Positionen arbeiten soll. Darüber hinaus müssen alle notwendigen Berechnungen in Echtzeit, während der Bewegung des Roboters, abgewickelt werden.
- Lineare und zirkuläre Bewegungen sollen weiterhin als Spezialfälle verfügbar sein. Damit ist das Spline-Interpolationsschema kompatibel zu den bisher verwendeten Algorithmen.
- Die Konstruktion soll eine Bewegung mit stetiger Geschwindigkeit und Winkelgeschwindigkeit erzeugen. Als ein Vorteil gegenüber den bisher verwendeten Interpolationsverfahren entstehen damit „glattere" Bewegungen, die mit größerer Bahngeschwindigkeit abgefahren werden können.

Diese drei Forderungen lassen sich mit Hilfe von kubischen Splinefunktionen erfüllen. Sowohl die Bahnkurve des Ursprungs als auch die Urbildkurve der kinematischen Abbildung werden als kubische Splinekurven gewählt.

Der Spline-Interpolationsalgorithmus arbeitet in drei Schritten. Zunächst werden aus den Vorgabepositionen Parameterwerte geschätzt, die als erste Näherung für die Zeitpunkte dienen. Die Ermittlung dieser Zeitpunkte beruht auf den Entfernungen zwischen benachbarten Positionen, wobei neben der Entfernung zwischen den Positionen des TCP auch der Unterschied der Orientierungen zu berücksichtigen ist, vgl. Abb. 22.

Im zweiten Schritt werden mit Hilfe der geschätzten Parameterwerte für jede Vorgabeposition die Geschwindigkeit des TCP sowie die Winkelgeschwindigkeit bestimmt. Eine naheliegende Idee ist es, hierfür die Mittelwerte von Differenzenquotienten zu verwenden, s. Abb. 23. Dieser Ansatz führt jedoch zu Problemen, wenn die TCPs zweier benachbarter Positionen zusammenfallen. In diesem Fall erwartet der Anwender, daß die Bahnkurve des TCP kurz zum Stehen kommt, es muß also die Geschwindigkeit 0 geschätzt werden. Dies wird durch Verwendung von geeignet skalierten Differenzenquotienten erreicht.

Schließlich wird im dritten Schritt die interpolierende Spline-Bewegung konstruiert. Zwischen je zwei Vorgabepositionen wird dabei ein Segment des Splines eingespannt. Die Koeffizienten des Segments werden mit Hilfe von Hermite-Interpolation (s. Abb. 24) ermittelt. Bei dieser Technik wird ein kubisches Polynom aus vorgegebenen Funktionswerten und Ableitungen am Rand berechnet.

Neben den zu interpolierenden Positionen wird in Anwendungen meist auch die Geschwindigkeit vorgegeben, mit der die Bahn abgefahren werden soll. So wird in der im Folgenden beschriebenen Anwendung beispielsweise eine nahezu konstante Geschwindigkeit des End-Effektors benötigt, um eine gute Qualität der Schweißnaht zu erreichen. Während des Abfahrens der Bahn wird der Parameter t der Bewegung so auf die Zeit bezogen, daß die gewünschte Geschwindigkeitsverteilung entsteht.

Ein Beispiel für einen interpolierenden Spline-Bewegungsvorgang ist in Abb. 25 dargestellt. Die zu interpolierenden Positionen (links) liegen auf der Schnittkurve zweier Zylinder mit zueinander senkrechten Achsen und verschiedenen Radien. Der interpolierende Bewegungsvorgang ist im rechten Bild dargestellt.

Der Datensatz stammt aus einer Anwendung im Schiffbau, bei der zwei sich kreuzende Rohre miteinander verschweißt werden sollen. Es handelt sich um eine relativ komplizierte Geometrie, da die Bahnkurve des TCP eine im Raum gekrümmte Gestalt besitzt. Bei Verwendung traditioneller Interpolationsverfahren (wie der linearen oder zirkulären Interpolation) wird daher eine relativ große Zahl an Vorgabepositionen benötigt, um die Kurve mit der gewünschten Genauigkeit zu beschreiben. Die Spline-Interpolation kommt mit relativ wenigen Positionen aus, was den Zeitaufwand zur Programmierung des Roboters erheblich vermindert. Darüber hinaus liefert sie eine Bewegung mit stetiger Geschwindigkeitsverteilung, die durch den Roboter schneller abgefahren werden kann, da geringere Gelenkkräfte auftreten. Der Einsatz der Spline-Interpolation führt damit zu einer Erhöhung der Produktivität und zur Verlängerung der Lebensdauer des Roboters.

Literatur

[1] P. BÉZIER: Numerical Control, Mathematics and Applications. Wiley, Chichester 1972.

[2] P. DE CASTELJAU: Outillage méthodes calcul. André Citroën Automobiles S.A. Paris 1959.

[3] G. DARBOUX: Sur les mouvements algébriques, Note III. In: G. KOENIGS: Leçons de cinématique. Hermann, Paris 1895, 352ff.

[4] G. FARIN: Curves and surfaces for computer aided geometric design. 3. Aufl. Academic Press, Orlando FL 1992.

[5] K.S. FU, R.C. GONZALEZ, C.S. GEORGE LEE: Robotics: control, sensing, vision, and intelligence. McGraw-Hill, New York 1987.

[6] J.C.F. HAASE: Zur Theorie der ebenen Curven n-ter Ordnung mit $(n-1)(n-2)/2$ Doppel- und Rückkehrpunkten. Math. Annalen 2 (1870), 515–548.

[7] Th. HORSCH, B. JÜTTLER: Cartesian Spline Interpolation for Industrial Robots. Computer-Aided Design 30 (1998), 217–224.

[8] J. HOSCHEK, D. LASSER: Grundlagen der geometrischen Datenverarbeitung. Teubner, Stuttgart 1992.

[9] B. JÜTTLER: Über zwangsläufige rationale Bewegungsvorgänge. Sitzungsber. Abt. II, Österr. Akad. Wiss. Math.-Naturwiss. Kl. 202 (1993), 117–132.

[10] B. JÜTTLER, M.G. WAGNER: Computer Aided Design with Spatial Rational B-Spline Motions. ASME Journal of Mechanical Design 118 (1996), 193–201.

[11] B. JÜTTLER, M.G. WAGNER: Rational Motion-Based Surface Generation. Computer-Aided Design 31 (1999), 203–213.

[12] H.R. MÜLLER: Sphärische Kinematik. Deutscher Verlag der Wissenschaften, Berlin 1962.

[13] O. RÖSCHEL: Rationale räumliche Zwangläufe vierter Ordnung. Sitzungsber. Abt. II, Österr. Akad. Wiss. Math.-Naturwiss. Kl. 194 (1985), 185–202.

[14] M.G. WAGNER: A Geometric Approach to Motion Design. Dissertation, Institut für Geometrie, TU Wien 1995.

[15] M. WETZEL: Interpolation kartesischer Bewegungen mit rationalen Splines. Diplomarbeit, Universität Karlsruhe 1997.

[16] W. WUNDERLICH: Kubische Zwangläufe. Sitzungsber. Abt. II, Österr. Akad. Wiss. Math.-Naturwiss. Kl. 193 (1984), 45–68.

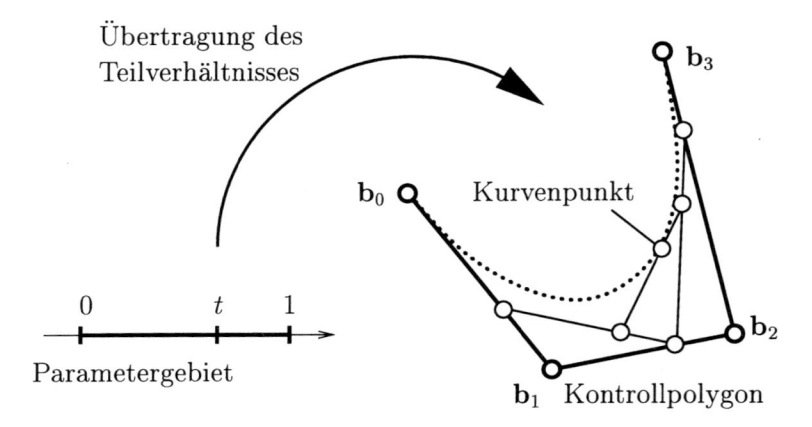

Abb. 1: Konstruktion von de Casteljau für eine kubische Bézier-Kurve.

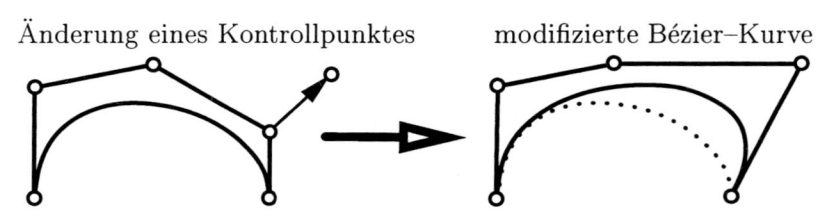

Abb. 2: Design einer Bézier-Kurve mit Hilfe ihres Kontrollpolygons.

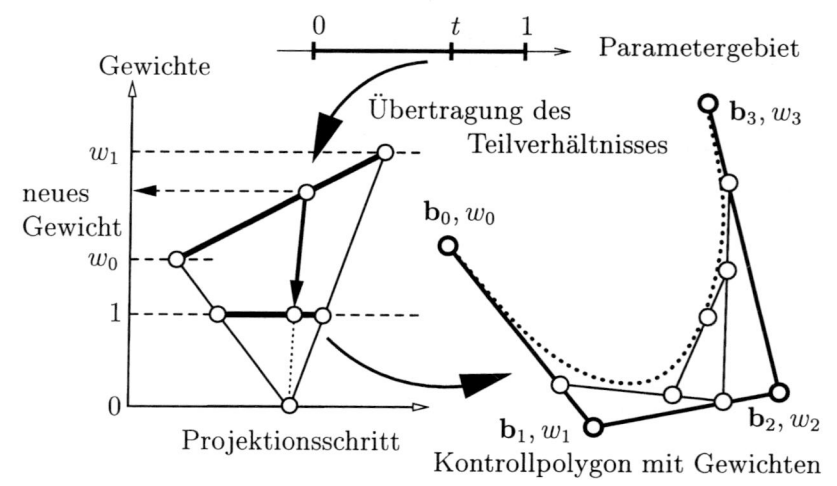

Abb. 3: Modifizierte Konstruktion von de Casteljau für eine rationale kubische Bézier-Kurve.

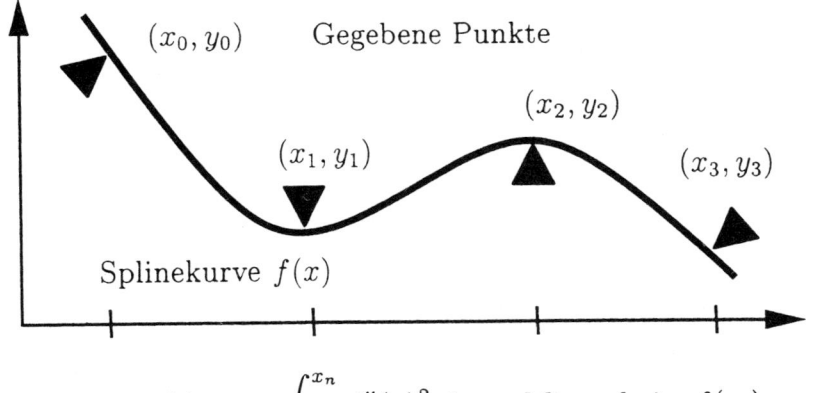

Variationsproblem: $\int_{x_0}^{x_n} f''(x)^2\, dx \to$ Min. bei $f(x_i) = y_i$.

Abb. 4: Kubische Splinefunktion als Lösung eines Variationsproblems.

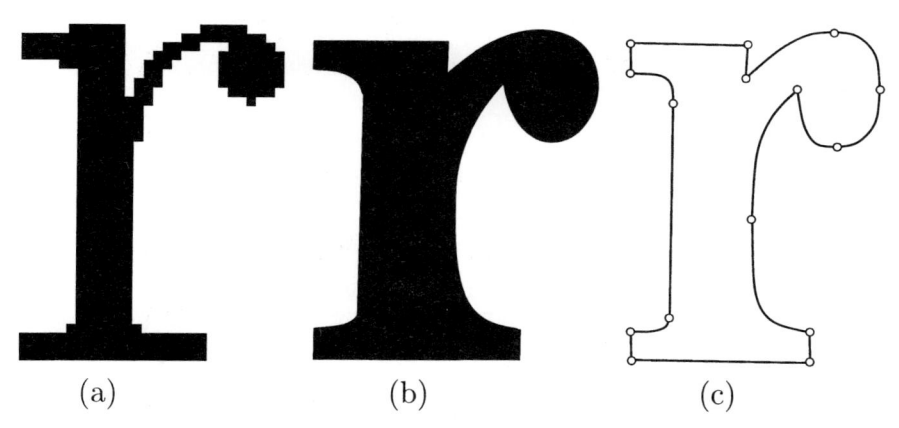

(a) (b) (c)

Abb. 5: Beschreibung des Buchstabens 'r' in einer herkömmlichen pixelbasierten Computerschrift (a) sowie in einer Postscript-Schrift (b, c). Die einzelnen Bézier-Kurven sind im rechten Bild (c) dargestellt: Die eingezeichneten Punkte sind durch kubische Bézier-Kurven miteinander verbunden.

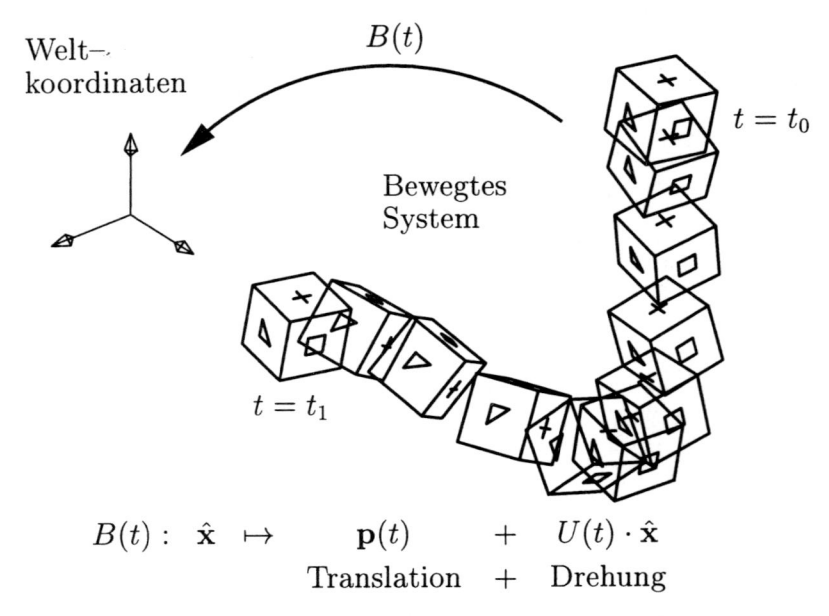

$$B(t): \quad \hat{\mathbf{x}} \mapsto \quad \mathbf{p}(t) \quad + \quad U(t) \cdot \hat{\mathbf{x}}$$
$$\text{Translation} \quad + \quad \text{Drehung}$$

Abb. 6: Beschreibung einer Bewegung durch eine Koordinatentransformation.

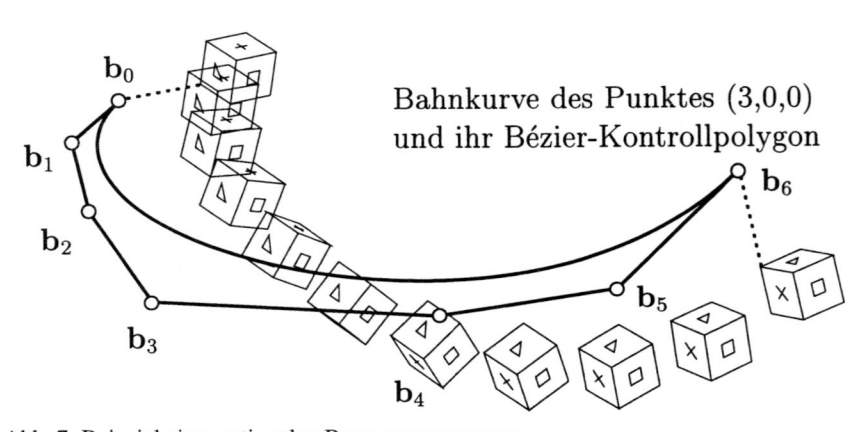

Abb. 7: Beispiel eines rationalen Bewegungsvorgangs.

Abbildungen 21

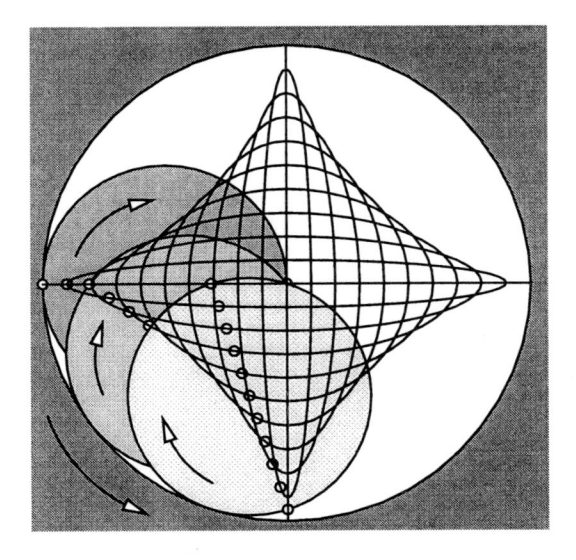

Abb. 8: Ellipsenbewegung: Ein Kreis rollt im Innern eines doppelt so großen Kreises.

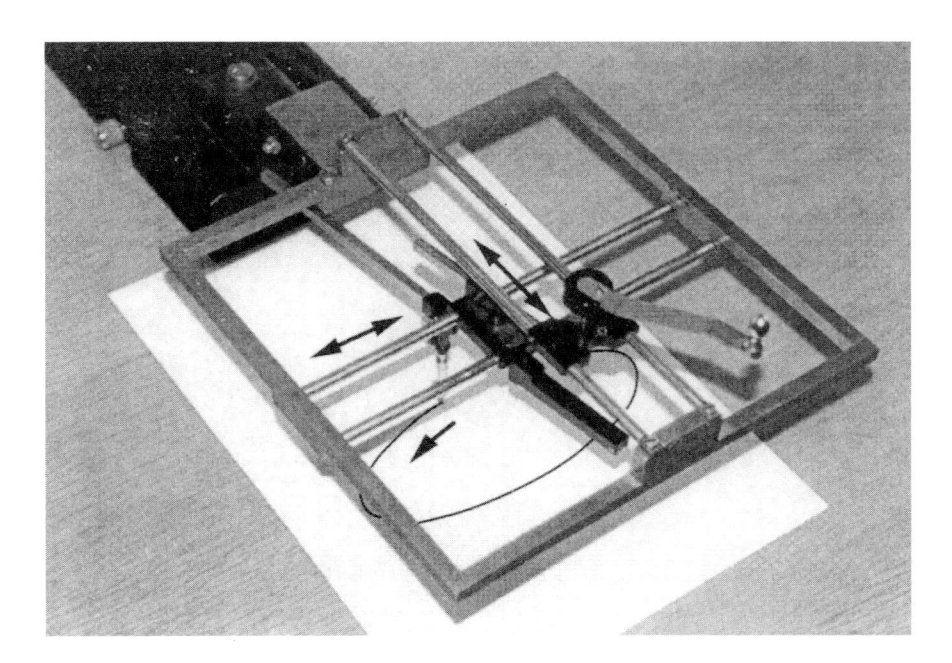

Abb. 9: Ein Ellipsenzirkel.

harmonische Schwingung

Ellipsenbewegung

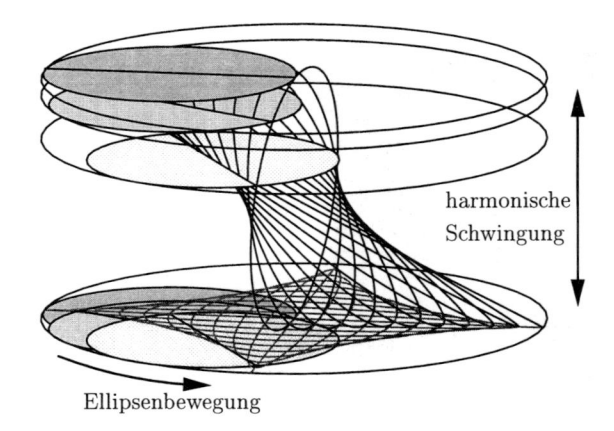

Abb. 10: Eine Darboux-Bewegung entsteht durch Überlagerung einer Ellipsenbewegung mit einer harmonischen Schwingung.

Drehungen ↔ **Einheitskugel** S^3 **im** $\mathbb{R}^4$

Drehmatrix ↔ Paar antipodaler **Punkte**

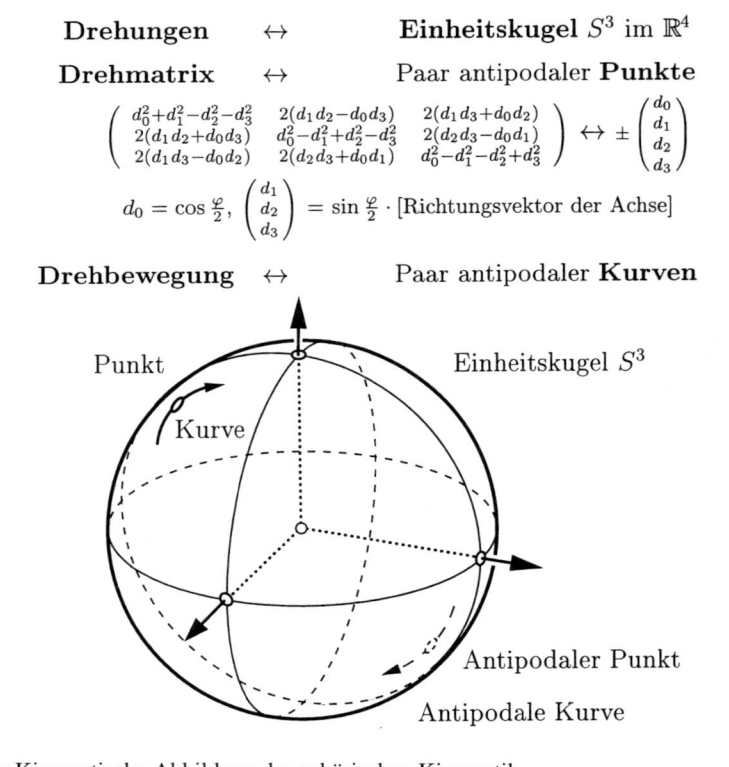

$$\begin{pmatrix} d_0^2+d_1^2-d_2^2-d_3^2 & 2(d_1d_2-d_0d_3) & 2(d_1d_3+d_0d_2) \\ 2(d_1d_2+d_0d_3) & d_0^2-d_1^2+d_2^2-d_3^2 & 2(d_2d_3-d_0d_1) \\ 2(d_1d_3-d_0d_2) & 2(d_2d_3+d_0d_1) & d_0^2-d_1^2-d_2^2+d_3^2 \end{pmatrix} \leftrightarrow \pm \begin{pmatrix} d_0 \\ d_1 \\ d_2 \\ d_3 \end{pmatrix}$$

$d_0 = \cos\frac{\varphi}{2}$, $\begin{pmatrix} d_1 \\ d_2 \\ d_3 \end{pmatrix} = \sin\frac{\varphi}{2} \cdot$ [Richtungsvektor der Achse]

Drehbewegung ↔ Paar antipodaler **Kurven**

Punkt

Kurve

Einheitskugel S^3

Antipodaler Punkt

Antipodale Kurve

Abb. 11: Kinematische Abbildung der sphärischen Kinematik.

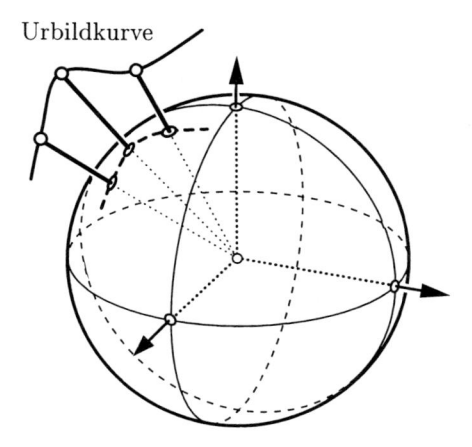

Abb. 12: Interpolation des Drehanteils im kinematischen Bild.

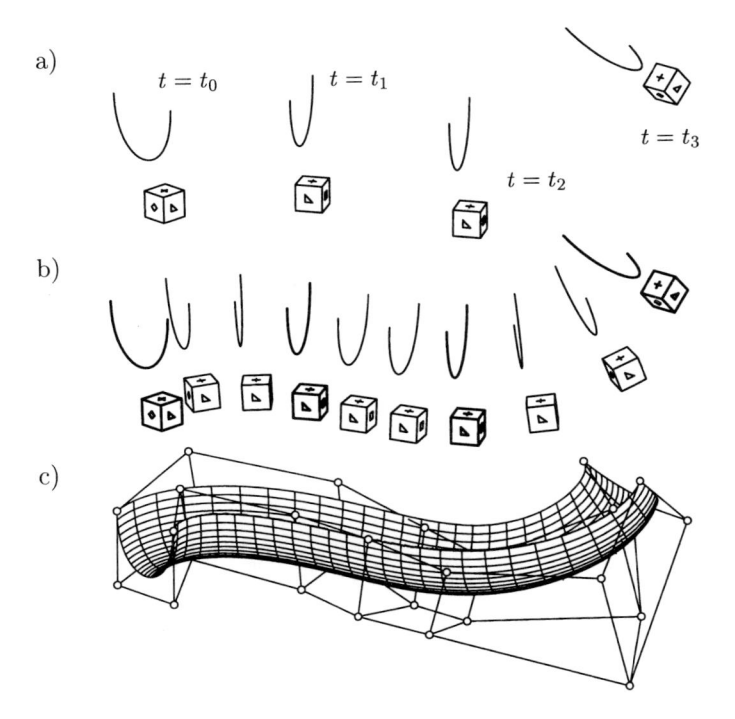

Abb. 13: Konstruktion einer rationalen Bewegfläche (c) durch Interpolation von gegebenen Positionen (a). Der interpolierende Bewegungsvorgang ist in (b) dargestellt.

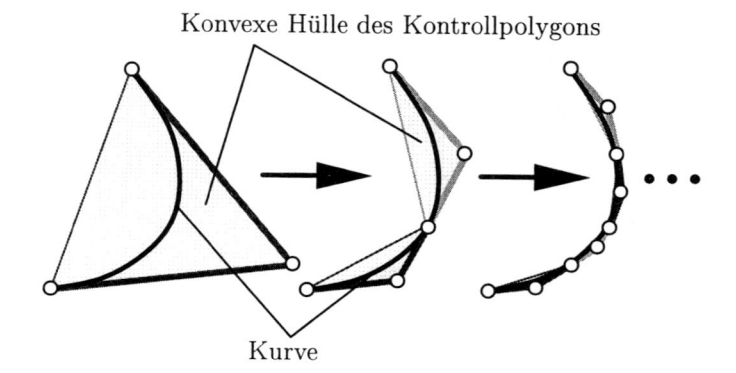

Abb. 14: Verfeinerung der konvexen Hülle einer Bézier-Kurve.

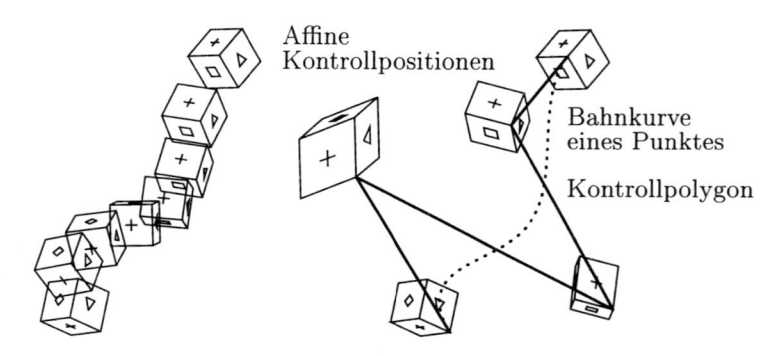

Abb. 15: Kontrollstruktur (rechts) eines rationalen Bewegungsvorgangs (links).[*]

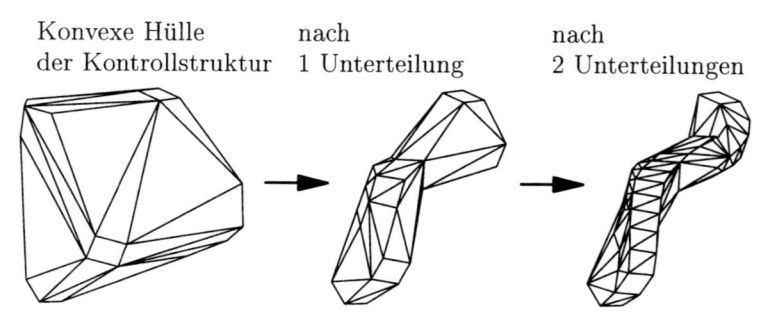

Abb. 16: Näherungsweise Ermittlung des Hüllgebildes eines bewegten Objektes mit Hilfe der Kontrollstruktur.

---

[*] Abb. 15, 16 und 19 wurden freundlicherweise von M.G. Wagner zur Verfügung gestellt.

a)

b)

Affine Kontrollstruktur

Regelflächen

abwickelbare
Flächen

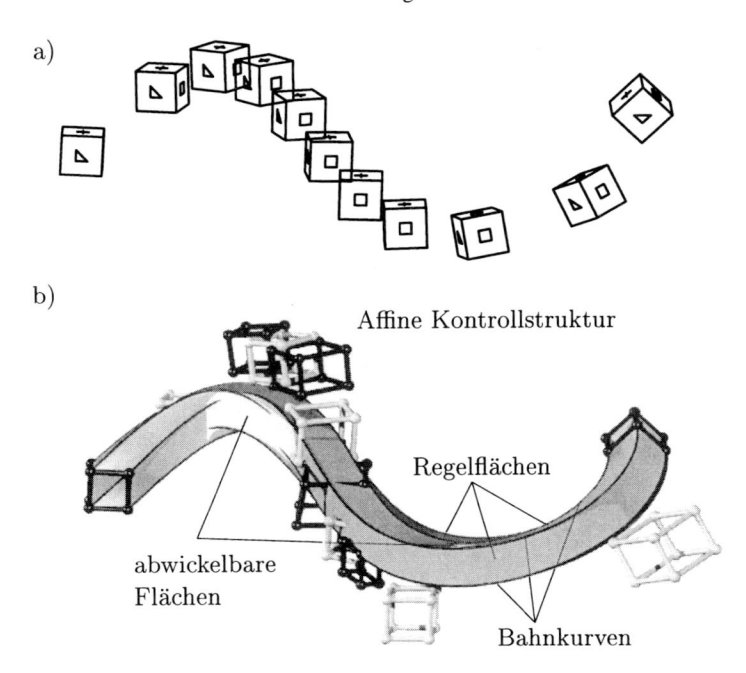

Bahnkurven

Abb. 17: Hüllgebilde eines bewegten Würfels. Durch die Bewegung des Würfels (a) entsteht ein Hüllgebilde (b), das aus Regelflächen und abwickelbaren Flächen zusammengesetzt ist.

Bewegter Zylinder
$\sim \infty^2$ Ebenen

Zylinder
$\sim \infty^1$ Ebenen

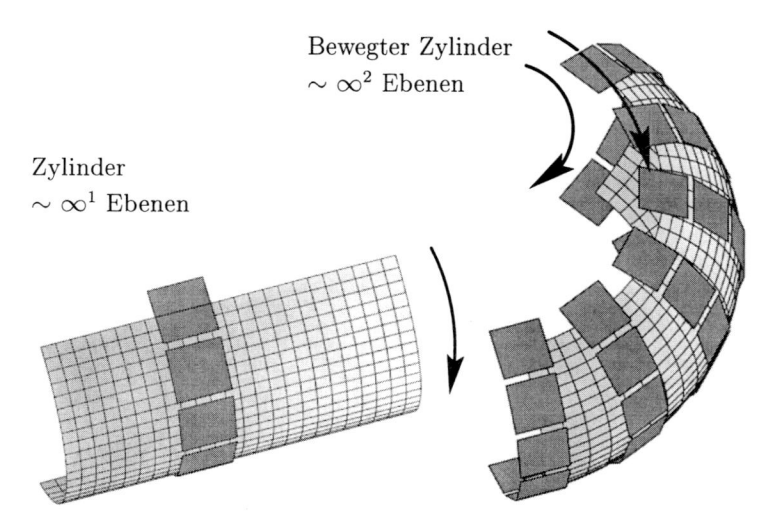

Abb. 18: Ermittlung der Hüllfläche eines bewegten Zylinders als Hüllgebilde einer zweiparametrischen Ebenenschar.

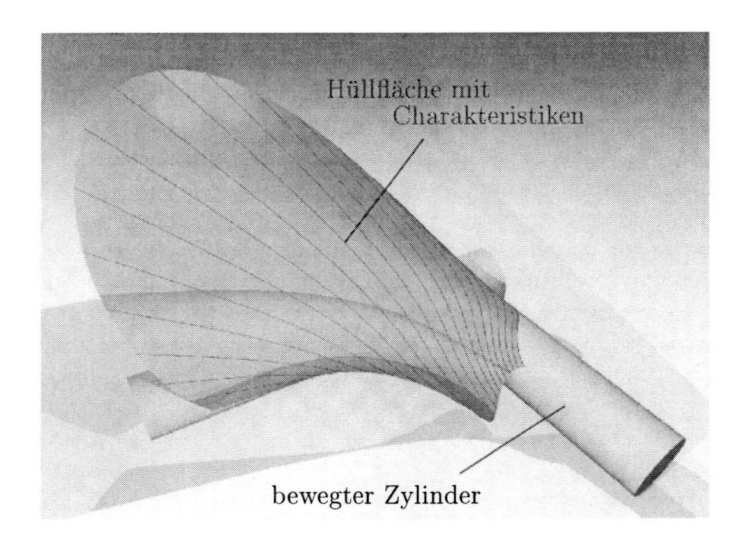

Abb. 19: Hüllfläche eines bewegten Zylinders mit Charakteristiken.

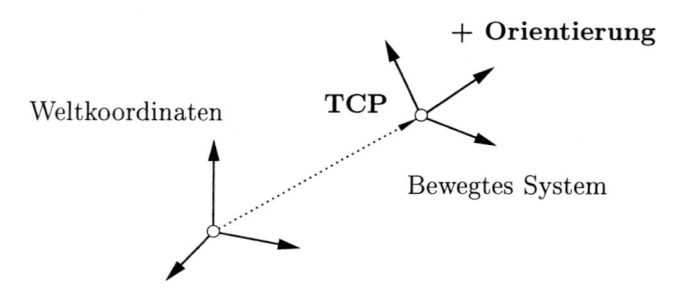

Abb. 20: Vorgabe einer Position des End-Effektors. Die Orientierung des bewegten Systems wird durch eine Drehmatrix U beschrieben.

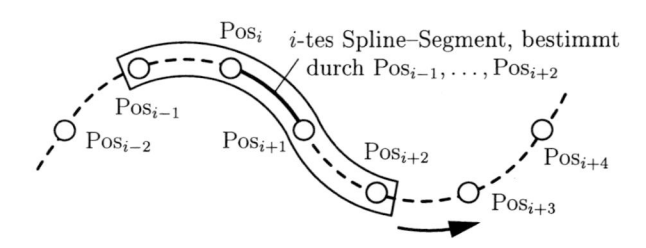

Abb. 21: Lokale Konstruktion eines Segments der Splinebewegung (schematisch).

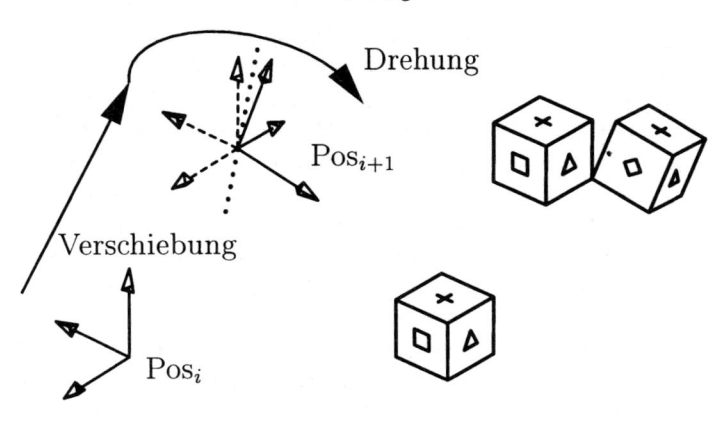

Abb. 22: Ermittlung der Entfernung zwischen zwei Vorgabepositionen.

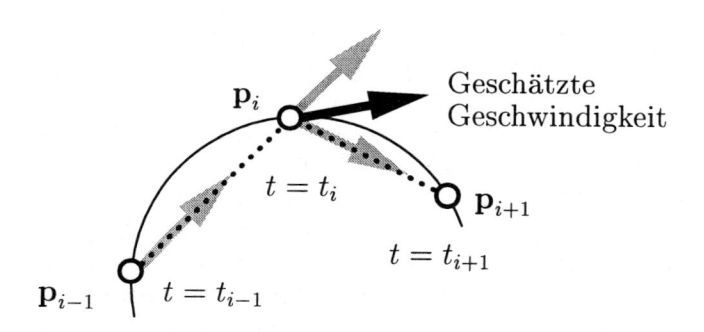

Abb. 23: Ermittlung der Geschwindigkeit als Mittelwert von Differenzenquotienten.

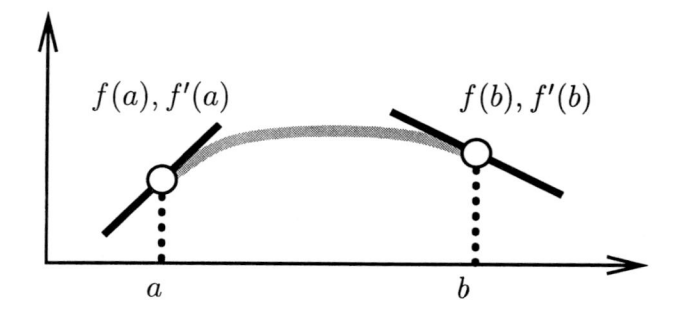

Abb. 24: Hermite-Interpolation: Ein kubisches Polynom wird aus vorgegebenen Funktionswerten und Ableitungen am Rand berechnet.

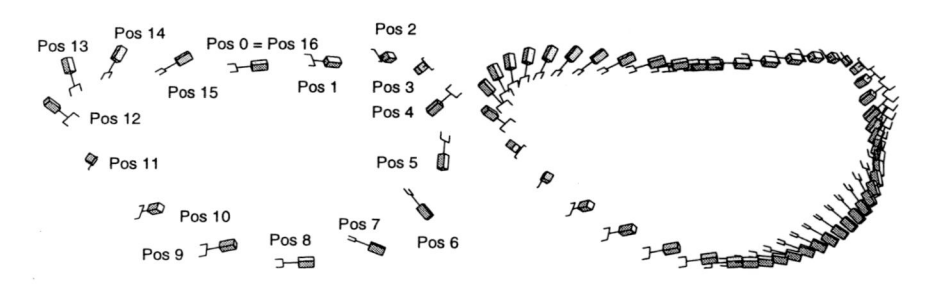

Abb. 25: Interpolation gegebener Positionen (links) durch einen rationalen Spline-Bewegungsvorgang (rechts).

Von der Grundlagenforschung zur klinischen Anwendung: Magnetresonanztomographie mit polarisiertem Helium-3-Gas

von

Hans-Ulrich Kauczor (Mainz)[*]

1. Einleitung

Die Lunge erfüllt lebenswichtige Funktionen im Körper. Ihre zentrale Rolle ist der Gasaustausch: Sauerstoffaufnahme und Kohlendioxidabgabe. Der Gasaustausch wird durch die Kombination von drei Vorgängen bewerkstelligt:

1. *Ventilation.* Zunächst muß während der Einatmung (Inspiration) die Luft in die Lunge gelangen, damit dort der Sauerstoff aufgenommen werden kann. Die Inspiration beschreibt auch die Verteilung der Luft in den Atemwegen und die Weiterleitung in den Alveolarraum. Die Ventilation erfolgt aktiv durch Erzeugung eines Unterdrucks im Brustkorb, der dann die Umgebungsluft ansaugt. In den zentralen Atemwegen wird die Luft mittels konvektiver Strömung weitergeleitet. Der Durchmesser der peripheren Atemwege erlaubt keine konvektive Strömung mehr. Die Luft breitet sich dann mittels diffusiver Strömung, durch die peripheren Atemwege gerichtet, bis in die Alveolen aus.
2. *Diffusion.* Die Wände der Alveolen sind so zart, daß Sauerstoff den Alveolarraum verlassen kann, indem er durch die Membran in das Interstitium des Lungengewebes eintritt. Der Sauerstoff diffundiert weiter und erreicht eine Kapillare und dort die roten Blutkörperchen. Unter normalen Umständen beträgt der Weg nur etwa 1 µm. Aufgrund der en-

---

[*] Klinik für Radiologie, Johannes Gutenberg-Universität Mainz, Langenbeckstr. 1, 55131 Mainz; e-mail: kauczor@radiologie.klinik.uni-mainz.de.

gen räumlichen und funktionellen Beziehung in der Lungenperipherie spricht man auch von der alveolokapillären Einheit.
3. *Perfusion.* Die Sauerstoffaufnahme ist nur sinnvoll, wenn die lokale Durchblutung der Lunge auch ausreicht, um den diffundierten Sauerstoff aufzunehmen und im gesamten Körper zu verteilen. Entgegengesetzt zur Sauerstoffaufnahme erfolgt die Kohlendioxidabgabe. Aus einem durchströmten Blutgefäß (Kapillare) diffundiert das Kohlendioxid in das Interstitium und von dort in den Alveolarraum.

Während der Exspiration wird die Luft durch Druck von innen (elastische Kräfte innerhalb der Lunge) und außen (Atembewegung) aus dem Alveolarraum gedrückt und ausgeatmet.

Die Anatomie der Lunge war grundsätzlich schon im Altertum bekannt, aber erst Andreas Vesal (1514–1564) stellte die Ergebnisse seiner anatomischen Studien in seinem Hauptwerk „De humani corporis fabrica" auch bildlich dar. Ein Verständnis für die Funktion und die Physiologie war allerdings noch nicht gegeben. Es entstand erst nach der Entdeckung der Grundprinzipien des großen Blutkreislaufs durch William Harvey (1578–1657). Darauf aufbauend beschrieb Marcello Malpighi (1628–1694) erstmals die Mikrostruktur der Lunge. In seinem Werk „De pulmonibus" setzte er erstmals Anatomie und Funktion in einen sinnvollen Zusammenhang und erkannte die drei Schritte des Gasaustauschs: Ventilation, Diffusion und Perfusion. Es wurde klar, daß der Tracheobronchialbaum die Aufgabe hat, die Einatemluft in der Lunge gleichmäßig und schnell zu verteilen. Man sah, daß die Alveolen durch ihre spezielle traubenförmige Architektur eine riesige Oberfläche (Größe eines Tennisplatzes) für den Gasaustausch darstellen. So heißt es 1709 bei Johann Jacob Woyt: „Pulmo ist ein ungleiches Theil, welches die Höhle der Brust meist ausfüllet; bestehet aus vielen Bläslein und ist das eigentliche Werckzeug des Athem-Holens." Man wurde sich auch bewußt, daß die Kapillaren und ihre enge räumliche Nähe zu den Alveolen von entscheidender Bedeutung für den Gasaustausch und die Versorgung des gesamten Körpers mit Sauerstoff sind. So vergleicht Johannes von Muralt 1692 den menschlichen Körper mit drei großen Gemächern mit der Brust in der Mitte: „In dem mittleren Zimmer zeucht dieser Haußherr und lebendigmachende Geist durch den Athem in sich den vom Gestirn (Sonne, Mond und Sternen) kräftig gemachten Lufft, dardurch er die Nahrung (den Sauerstoff) auß der lincken Hertz-Kammer vermittelst des Geblüts dem ganzten Leib mitteilt." Das Verständnis für die Bedeutung der Atmung zog auch ein vermehrtes klinisches Interesse an der Lunge und ihren Krankheiten nach sich. Bereits Herman Boerhaave (1668–1738) legte großen Wert auf die Untersuchung der Atmung. Über die Atmung sagte er: „Ich finde die Atmung, die wir (nach dem Puls) als zweites betrachten müssen, ziemlich angemessen für einen so kranken Menschen, ausreichend frei, was wir dann feststellen, was wir dann feststellen, wenn die Luft ohne Geräusch, ohne Unterbrechung frei geatmet, angehalten und ausgeatmet wird, so daß es nicht scheint, daß im luftführenden Teil der Lunge vieles sitzt, was (die Ventilation) behindert; die Atmung ist ausreichend langsam, wenigstens besteht zwischen Einatmen und Ausatmen ein viel größerer Zwischenraum als bei Todkranken und ganz Schwachen. (Die Atmung) ist hier ohne Geräusch, was nicht der Fall ist, wenn sich Materie in der Lunge angesammelt hat, dann ist ein Zischen hörbar, das Hippokrates fervens guttur (brausende Kehle) nennt ..." Die Untersuchung der Lunge erfolgte also durch Hören des Atemgeräuschs. In der Folge wurde das Atemgeräusch direkt durch Anlegen des Ohrs an den Brustkorb abgehört. Zur Verbesserung erfand Theophile Laennec (1781–1826) das Stethoskop und revolutionierte durch die Einführung der Auskultation die klinische Untersuchung der Lunge.

2. Radiologische und nuklearmedizinische Untersuchungsverfahren der Lunge

Mit der Erfindung der Röntgenstrahlen 1895 ergab sich erstmals die Möglichkeit, die Lunge sichtbar zu machen. Aufgrund des hohen Luftgehalts ergibt sich ein hoher Kontrast zwischen Atemwegen und Alveolarraum, die luftgefüllt sind, einerseits und dem Lungengerüst mit den Blutgefäßen sowie den meisten pathologischen Veränderungen andererseits. Die normale Röntgenaufnahme des Thorax wird in Inspiration bei maximalem Luftgehalt durchgeführt. Sie erlaubt somit eine gute morphologische Beurteilung des normalen Lungenparenchyms und etwaiger pathologischer Veränderungen. Auf der Thoraxübersichtsaufnahme sind allerdings nur die zentralen Atemwege (Luftröhre, Hauptbronchien) zu erkennen. Da viele Atemwegserkrankungen in den mittleren oder kleinen Atemwegen ablaufen, sind Verfahren erforderlich, mit denen auch diese Bronchien sichtbar gemacht werden können. Aus diesem Grund wurde die Bronchographie entwickelt. Bei dieser Untersuchung wird ein Röntgenkontrastmittel direkt in die Bronchien appliziert. Über den so erzielten Kontrast können die mittleren und kleinen Bronchien dargestellt und ihre pathologischen Veränderungen beurteilt werden. Die Invasivität ist allerdings ein entscheidender Nachteil des Verfahrens, so daß nach Alternativen gesucht wurde. Die Computertomographie (CT) erlaubt, transversale Schnittbilder anzufertigen, die überlagerungsfrei und mit hoher Dichteauflösung das Lungenparenchym und die Atemwege darstellen. Auch die CT wird in Inspiration bei maximalem Luftgehalt durchgeführt. Im Vergleich zu histologischen Präparaten konnte die hohe Genauigkeit der CT zur morphologischen Abbildung des Parenchyms belegt werden. Diese technischen Vorteile ließen sich auch in der klinischen Routine erfolgreich umsetzen. Daher konnte sich die CT im vergangenen Jahrzehnt als sensitives Verfahren zur Darstellung, Früherkennung und Charakterisierung von Veränderungen der Atemwege und des Lungenparenchyms etablieren.

Die radiologischen Verfahren sind primär zur morphologischen Abbildung der Lunge geeignet. Die Möglichkeiten, die Funktion der Lunge (Ventilation, Gasaustausch) sichtbar zu machen, sind gering. So wurde versucht, durch Vergleich von Thoraxaufnahmen in Inspiration und in Exspiration Aufschluß über den Ventilationszustand zu gewinnen. Damit ist eine grobe Abschätzung der Lungenvolumina und auch einer lokalen Überblähung möglich. Analog können auch in der CT Aufnahmen in Inspiration mit Aufnahmen in Exspiration verglichen werden. Hiermit ist in deutlich besserem Maße eine Beurteilung der in- und exspiratorischen Lungenvolumina möglich. Durch regionale Zuordnung können emphysematöse Umbauten und Entzündungen der kleinen Atemwege (Bronchiolitis) besser erkannt werden. Dies stellt aber weiterhin nur eine eingeschränkte Beurteilung der Ventilation dar. Aus diesem Grund wurden nuklearmedizinische Techniken zur Visualisierung der Ventilation eingesetzt. Bei diesen Untersuchungen atmet der Patient ein radioaktives Gas, z.B. Krypton-81m oder Xenon-133, oder mit Technetium-99m radioaktiv markierte Partikel als Aerosol ein. Über eine Gammakamera kann die abgegebene Strahlung gemessen und daraus ein Bild rekonstruiert werden. Es lassen sich so die ventilierten Räume der Lunge darstellen. Bei einer routinemäßig durchgeführten szintigraphischen Untersuchung werden Projektionsaufnahmen angefertigt, die räumliche Auflösung ist dementsprechend gering. Durch Aufnahmen mittels „single photon emission computed tomography" (SPECT) können auch szintigraphisch Schnittbilder erzeugt werden. Die räumliche Auflösung von 1 cm entspricht jedoch noch nicht der einer CT oder Magnetresonanztomographie (MRT). Normalerweise werden die Aufnahmen nach mehreren Atemzügen im Gleichgewichtszustand (steady state) angefertigt. Für dynamische Untersuchungen ist die Aufnahmezeit von der eingeatmeten Aktivität abhängig und kann zwischen 20 und 30 Sekunden liegen. Eine dynamische Abbildung der Ventilation in Echtzeit oder eine ausreichende funktionelle Beschreibung von Lungenvolumina sowie der Charakteristika der In- und Exspiration sind mit dieser Technik nicht möglich.

3. Lungenfunktionsanalyse

Die Analyse der Lungenfunktion wird hauptsächlich mittels Spirometrie vorgenommen. Die Spirometrie ist die fortlaufende Registrierung der ventilationsbedingten Volumenänderungen am Mund und ihre Aufzeichnung als Volumen-Zeit-Diagramm [19]. Es lassen sich statische und dynamische Meßgrößen erfassen. Zu den statischen Meßgrößen gehören die Lungenvolumina zu verschiedenen standardisierten Zeitpunkten während des Atemzyklus, z.B. totale Lungenkapazität bei maximaler Inspiration, funktionelle Residualkapazität nach normaler und Residualvolumen nach maximaler Exspiration. Die dynamischen Meßgrößen umfassen zeitabhängige Meßparameter, insbesondere Einsekundenkapazität, die das Volumen beschreibt, das bei forcierter Exspiration innerhalb einer Sekunde maximal ausgeatmet werden kann. Mit anderen Verfahren sind noch weit detailliertere Messungen funktioneller Meßgrößen möglich, z.B. Messung des bronchialen Strömungswiderstands mit der Ganzkörperplethysmographie, Messung der Dehnbarkeit der Lunge (Compliance), Bestimmung der Diffusionskapazität (Transferfaktor-Bestimmung) und die Blutgasanalyse [10]. Diese Verfahren liefern allerdings immer nur ein globales Maß für beide Lungen, eine räumliche Zuordnung fehlt. Ein Verfahren, das die Erhebung funktioneller Meßwerte mit einer räumlichen Zuordnung verbindet, wäre von erheblicher Bedeutung sowohl für das physiologische Verständnis der Ventilation als auch für Verbesserungen in der Früherkennung, Therapieplanung und Therapiekontrolle von Atemwegserkrankungen.

4. Helium-3 und optisches Pumpen

Helium ist ein inertes, nicht toxisches, nicht radioaktives Edelgas [5]. Helium kommt in der Atmosphäre fast ausschließlich als Helium-4 (He-4) vor. Helium-3 (He-3) ist ein sehr seltenes Isotop mit der sehr geringen Konzentration von 13 ppm in der Atmosphäre. Bedeutender ist die Entstehung von He-3 als Nebenprodukt des Zerfalls von Tritium in der Kernwaffenproduktion. Entscheidender Unterschied zwischen He-3 und He-4 ist die Kernladungszahl. Da He-3 eine ungerade Kernladungszahl hat, besitzt es im Gegensatz zu He-4 einen Kernspin ½. Helium-3 erfreut sich wegen seiner besonderen Eigenschaften seit 40 Jahren eines besonderen Interesses in der Grundlagenforschung. Die Studien zur Erforschung von He-3 wurden bereits mit der Verleihung von zwei Nobelpreisen für Physik (1962 und 1996) gewürdigt.

Auch die Wechselwirkungen zwischen Laserlicht und Materie haben ein enormes wissenschaftliches Interesse auf sich gezogen. Entsprechende Forschungsarbeiten wurden 1966 und 1997 mit dem Nobelpreis für Physik ausgezeichnet. Das optische Pumpen beschreibt eine Technik, bei der Laserlicht (polarisiertes Licht) und damit Photonen benutzt werden, um einen Spin zunächst auf Elektronen und dann auf Atomkerne zu übertragen. Im Institut für Physik der Universität Mainz wird für das optische Pumpen das Metastabilitätsaustauschverfahren angewendet [6]. Dazu befindet sich das He-3-Gas in einer Pumpzelle bei sehr geringem Druck (1 mbar). Bei diesem niedrigen Druck bildet sich ein Plasma mit metastabilen He-3-Atomen (He-3*), die sich in einem angeregten $1s2s^3S_1$ Zustand befinden. Die Konzentration der metastabilen Atome ist gering (2 ppm). Von einem speziellen LNA ($La_{.85}Nd_{.15}MgAl_{11}O_{13}$) Laser mit 7–11 W Leistung wird zirkulär polarisiertes Licht (λ = 1083 nm) emittiert und in die Pumpzelle eingestrahlt (Abb. 1) [9]. Diese Laser sind zur Zeit noch nicht kommerziell erhältlich. Die metastabilen He-3*-Atome können das eingestrahlte zirkulär polarisierte Laserlicht auf den Übergängen von C8 oder C9 absorbieren und werden damit in einen weiter angeregten $1s2p^3p_0$ Zustand überführt. Durch die enge Wechselwirkung zwischen Elektronen und Nukleonen innerhalb des metastabilen Atoms wird der Spin auf den Kern übertragen. Durch weitere Spinaustauschkollisionen wird die Polarisation von den metastabilen Atomen auf die normalen He-3-Atome weitergegeben [15]. Dieser Vorgang läuft sehr schnell (~ 10^{-12} s) ab, und die Spintransferrate ist sehr hoch, im Bereich von $\Gamma_p \cong 3/s$ pro He-3-Atom im Grundzustand. Die Zahl der He-3*-Atome, die durch das Laserlicht angeregt werden können, nimmt mit steigender Polarisation rapide ab. Trotzdem ist die Polarisation effizient mit einem Wirkungsgrad η von ungefähr 1,25 [9]. Dabei werden ähnliche Polarisationsraten für die metastabilen Atome und die Atome im Grundzustand erreicht. Durch dieses Verfahren können derzeit 10 Liter Helium in 30 Sekunden bei 1 mbar zu 60 % polarisiert werden. Bei diesem geringen Druck kann das Gas allerdings nicht weiter verwendet werden. Bei der folgenden notwendigen Kompression muß die Polarisation des Gases erhalten bleiben. Dies wurde im Institut für Physik mit speziellen Kolbenkompressoren aus Titan bewerkstelligt (Abb. 2) [9]. Danach kann das Gas in spezielle Gasbehälter abgefüllt werden. Reaktionen mit paramagnetischen Umgebungsstrukturen, z.B. Eisenatome in der Wand eines Glasbehälters, können die Polarisation innerhalb kurzer Zeit zerstören (Abb. 3). Es war daher erforderlich, in einer Kooperation mit den Schott Glaswerken in Mainz Spezialgläser zu schmelzen, um das polarisierte Gas für viele Stunden bis wenige Tage lang lagern zu können (Abb. 4) [11]. Dies gelingt mit Glas, das von innen mit Cäsium beschichtet ist, am besten. Eine solche Cäsiumbeschichtung ist jedoch mit einem folgenden Einsatz des Gases beim Menschen aus Sicherheitsgründen nicht vereinbar. Es mußte daher Glas ohne innere Beschichtung, aber mit sehr wenigen paramagnetischen Einschlüssen gefunden werden. Um die Polarisation des Gases zu erhalten, ist außerdem eine Lagerung der Gläser in einem Magnetfeld mit geringer Stärke, sogenanntes Haltefeld, erforderlich.

5. Grundlagenforschung

Polarisiertes He-3 wurde ursprünglich für Experimente der physikalischen Grundlagenforschung produziert. Ziel der Untersuchungen, die am Mainzer Mikrotron (MAMI) durchgeführt wurden, war, die elektrische Ladungsverteilung in Neutronen zu bestimmen. Neutronen sind insgesamt elektrisch neutral geladen. Sie bestehen jedoch aus noch kleineren Bausteinen, den Quarks. Ein Neutron besteht aus einem „Confinement", das sich aus drei Quarks, zwei „down-Quarks" und einem „up-Quark", zusammensetzt. Die Quarks sind elementare Träger der elektrischen Ladung. Die Ladungsquanten treten exakt in Drittelgrößen der Ladung der Elektronen auf. Ein „up-Quark" trägt eine positive 2/3 Ladung, während ein „down-Quark" eine negative 1/3 Ladung trägt. Im Neutron kompensieren sich die Ladungen also gegenseitig, so daß es nach außen neutral erscheint. Die Herausforderung an die Grundlagenforschung besteht darin, festzustellen, wie die Ladung innerhalb des Neutrons verteilt ist. Um diesen „Formfaktor" zu bestimmen, wurden Untersuchungen mit einem hochdefinierten Elektronenstrahl im MAMI angestrengt. Aus präzisen Aufnahmen lassen sich Aussagen über Aufenthaltsort und Dynamik der Quarks innerhalb des Neutrons machen. Es wäre ein großer Erfolg im Rahmen dieser Versuchsanordnung, die Gesetzmäßigkeiten von Quarks zu beschreiben. Eine konsistente Theorie des Quarkverhaltens wäre eine fundamentale Erkenntnis auf der Suche nach exakten Daten aus der Welt der subatomaren Materie.

Ein Elektronenstrahl eignet sich für die Erforschung des Formfaktors deshalb so gut, weil er in Abhängigkeit von der Ladung, auf die er trifft, in unterschiedliche Richtungen bzw. unterschiedlich stark abgelenkt wird. Um die erforderliche Präzision für dieses Forschungsvorhaben zu erreichen, mußten verschiedene Voraussetzungen erfüllt werden. So sind ein exakt polarisierter Elektronenstrahl und eine hochsensible Detektortechnik zur genauen Erfassung der Ablenkung des Elekronenstrahls erforderlich. Als definierte Zielmaterie, in der die zu untersuchenden Neutronen enthalten sind, wurde polarisiertes He-3 ausgewählt. Die Ablenkung des Elektronenstrahls durch die Zielmaterie wird durch unterschiedliche elektromagnetische Momente beeinflußt: durch die elektrische Ladung und durch das magnetische Dipolmoment. Da sich die beiden Effekte überlagern, erschweren sie die exakte Messung der Ladungsverteilung im Neutron. Hinzu kommt, daß die elektrische Ladung im Neutron nur ein 1/100 der Ablenkung verursacht, die durch das magnetische Dipolmoment bewirkt wird. Es war also erforderlich, eine Technik einzusetzen, die ein Ausfiltern des magnetischen Moments erlaubt. Das magnetische Moment ist mit dem Spin, dem Drehimpuls, der Quarks gekoppelt. Der Spin kann nur in eine von zwei entgegengesetzten Richtungen (Pole) orientiert sein. Normalerweise ist keine der beiden Richtungen bevorzugt. Dieses unpolarisierte Gleichgewicht bietet für die Untersuchungen der Ladungsverteilung schlechte Voraussetzungen. Beim Aufeinandertreffen von Elektronen auf Neutronen sind somit vier verschiedene Kombinationen möglich. Jede verursacht eine andere Ablenkung, die getrennt von den anderen vermessen werden sollte. Um dieses Dilemma zu überwinden, werden sowohl die Neutronen als auch die Elektronen polarisiert, so daß sie nur in einer kontrollierten Spinrichtung vorliegen. Daher wird polarisiertes He-3 eingesetzt. Gleichzeitig wird auch der Elektronenstrahl mittels Laserlicht alternierend in einer der beiden möglichen Richtungen polarisiert. Durch die Kombination aus polarisierter Zielmaterie und polarisiertem Elektronenstrahl kann das magnetische Dipolmoment klar identifiziert und ausgefiltert werden, und die selektive Erfassung der geringen elektrischen Ablenkung wird möglich (Abb. 5). Für diese Versuche mußte eine Methode zur Polarisation von He-3 entwickelt werden, die sowohl eine hohe Polarisationsrate als auch ein großes Volumen polarisierten Gases liefert.

6. Magnetresonanztomographie (MRT) – Technischer Hintergrund

In der konventionellen MRT wird die Bildinformation (Signal) aus der Spindichte und der Spinausrichtung von Wasserstoffatomen (Protonen) in einem Hauptmagnetfeld, die durch das Boltzmann-Gleichgewicht gegeben sind, gewonnen. In den meisten Bereichen des Körpers sind so viele Protonen vorhanden, daß nach mehreren Anregungen ausreichend Signal für die Rekonstruktion eines Bildes zur Verfügung steht. Die MRT auf Protonenbasis hat sich daher als radiologisches Verfahren für viele Indikationen in allen Bereichen des Körpers etabliert. Allerdings ist die MRT zur morphologischen Abbildung der Lunge bisher so gut wie nicht verbreitet, weil ungünstige Bedingungen vorliegen. Aufgrund des geringen Gehalts an Gewebe ist das Protonenreservoir klein. Wenn ein Signal gemessen wird, stammt es grundsätzlich aus den Gewebestrukturen der Lunge. Es würde also eine morphologische Information geben. Eine Information aus dem Alveolarraum und damit über die Ventilation kann über die Protonen nicht gewonnen werden. Weitere Schwierigkeiten sind Herzpulsationen, Atembewegung und ausgeprägte Störungen durch zahlreiche Luft-Gewebe-Grenzflächen, die zu artifiziellen Signalauslöschungen (Suszeptibilitätsartefakten) führen. Insgesamt ist die Darstellung der Lunge in der konventionellen MRT in den meisten Fällen nicht befriedigend. Darüber hinaus haben die anderen radiologischen Verfahren einen so hohen Standard in der morphologischen Abbildung, daß es schwer ist, mit der MRT eine Verbesserung mit klinischer Bedeutung zu erreichen. Von MRT-Untersuchungen in anderen Körperabschnitten, z.B. des Gehirns oder des Herzens, ist bekannt, daß mittels MRT neben der morphologischen Abbildung auch zahlreiche funktionelle Meßgrößen, die bevorzugt auf Messungen der Perfusion beruhen, quantitativ erfaßt werden können. Vor diesem Hintergrund muß die Zielrichtung für die Etablierung der MRT der Lunge in der Kombination aus quantifizierbarer Funktionsanalyse und räumlicher Zuordnung liegen.

7. Signalintensitäten

Bei der MRT spielt die Menge der vorhandenen Spins, im Normalfall also die Menge der vorhandenen Protonen, eine zentrale Rolle. Die Spindichte, die als Quelle für das MR-Signal dient, wird vom Boltzmann-Gleichgewicht vorgegeben. Die Signalintensität I ist daher gegeben durch:

$$I \propto P \cdot n \cdot \mu \cdot \sin(\alpha) \cdot \omega_L \qquad \text{(Gl. 1)}$$

P = Polarisation, n = Spindichte, μ = magnetisches Dipolmoment, α = Flipwinkel nach Anregung durch einen Hochfrequenz(RF)-Puls, ω_L = Larmor-Frequenz. Die Polarisation (P) von Kernen mit einem Spin ½ in einem externen Magnetfeld (B_0) ist dabei definiert als:

$$P = \frac{N^+ - N^-}{N^+ + N^-} \qquad \text{(Gl. 2)}$$

Die Gleichung beschreibt die Ungleichverteilung der Kerne mit einem parallelen Spin (N^+) und einem antiparallelen Spin (N^-) in Bezug auf das externe Magnetfeld und damit den Anteil der Spins, die zum MR-Signal beitragen können. Bei der protonenbasierten MRT sind dies ca. 0,005 ‰. Obwohl die Polarisation der Protonen so gering ist, wird dies durch die hohe Konzentration von Protonen im Gewebe von n_H = 6,69 x 10^{22}/cm^3 ausgeglichen. Das detektierbare MR-Signal ist nämlich durch das Produkt aus P und der Anzahl der Spins in einem zu untersuchenden Volumen gegeben. Nur aus diesem Grund ist die H-1-MRT mit hoher Auflösung überhaupt möglich. In einem statischen Magnetfeld (B_0) kann also maximal die Spinpolarisation aus dem Boltzmann-Gleichgewicht benutzt werden:

$$P \cong \frac{\mu \cdot B_0}{k_B \cdot T} \qquad \text{(Gl. 3)}$$

Dabei ist k die Boltzmann-Konstante (k = 1,38 x 10^{-23} Joule/Kelvin) und T die absolute Temperatur. Für Protonen wird eine Polarisation von P = 5 x 10^{-6} bei einem externen Magnetfeld B_0 = 1,5 T und T = 310 K erreicht, wenn μp = 1,412 x 10^{-26} Am² ist. Um eine schnellere Aufnahme der Bilddaten zu ermöglichen, wird in der klinischen Routine in der H-1-MRT oft nur eine geringere Polarisation benutzt:

$$P' = P \cdot \frac{1 - \exp(-T_r / T_1)}{1 - \cos(\alpha) \exp(-T_r / T_1)} \qquad \text{(Gl. 4)}$$

Die Polarisation ist abhängig vom Flipwinkel α (Anregungswinkel), weil die ausgewählte Repetitionszeit (TR) fast immer deutlich kürzer ist als die Relaxationszeit (T1), die für eine fast vollständige Rückkehr (99 %) zum Boltzmann-Gleichgewicht erforderlich wäre.

Vor diesem Hintergrund wird klar, daß die Grundgegebenheiten in der Lunge aufgrund des geringen Gewebeanteils und damit der wenigen Protonen ungünstig sind. MRT-Untersuchungen sind aber nicht nur mit Protonen, sondern, wie bei der MR-Spektroskopie, auch mit anderen Atomkernen möglich, solange sie einen Kernspin ½ besitzen. Um die Ventilation darzustellen, wäre ein „Kontrastgas", das ein MR-Signal besitzt, wünschenswert. Hier hätte man an He-3 denken können, denn es besitzt eine recht lange T1-Relaxationszeit, weil die Elektronen in den aufgefüllten Orbitalen des isolierten Edelgasatoms weder einen elektrischen Feldgradienten noch ein Magnetfeld im Bereich des Atomkerns induzieren. Es ist aber offensichtlich, daß die physiologischen Konzentrationen in-vivo und damit die Spindichte von nicht polarisiertem He-3 schon aufgrund des gasförmigen Zustands mit n_{Gas} = 2,33 x 10^{19} Atome/cm³ bar für die MRT völlig unzureichend wären. Es müßte also ein Weg gefunden werden, die Spindichte für die MRT der Ventilation in den Atemwegen und im Alveolarraum künstlich zu erhöhen. Die Möglichkeit der künstlichen Anreicherung der Spindichte (Polarisation) nicht radioaktiver Edelgase durch optisches Pumpen ist dafür ein eleganter Ansatz. Das optische Pumpen führt nämlich zu einer deutlich gesteigerten, aber ungleichgewichtigen Spindichte des Edelgases. Die Polarisation, die die Quelle des MR-Signals darstellt, liegt daher bei polarisiertem He-3-Gas um fünf Größenordnungen über dem Boltzmann-Gleichgewicht, das für die H-1-MRT Gültigkeit hat. Während also üblicherweise nur ca. 0,005 ‰ der Kernspins der Protonen zum MR-Signal beitragen, sind es bei polarisiertem He-3-Gas 30–50%.

Dadurch wird der Signalverlust durch die ca. 2.500fach geringere Konzentration des Edelgases im Alveolarraum im Vergleich zur Protonenkonzentration im Gewebe mehr als ausgeglichen. Die Spinverteilung des polarisierten He-3-Gases befindet sich allerdings im Ungleichgewicht. Das bedeutet, daß jeder polarisierte Spin nur ein einziges Mal für eine Resonanz und damit zur Bilderzeugung zur Verfügung steht. Denn ist die künstlich erzeugte Polarisation einmal durch Resonanz zerstört, so fällt sie auch auf das übliche Boltzmann-Gleichgewicht zurück. Wie oben gezeigt, reicht die Polarisation unter diesen Bedingungen wegen der geringen Dichte des He-3-Gases für MRT-Messungen nicht aus.

8. Brückenschlag

Der Brückenschlag zwischen Grundlagenforschung und Medizin wurde erstmals 1994 von Albert et al. in „Nature" berichtet [2]. Sie arbeiteten an einem Herz-Lungenpräparat einer Maus. Als Gas stand ihnen damals Xenon-129 zur Verfügung, das in Princeton polarisiert wurde. Nach intratrachealer Gabe von 25 ml des polarisierten Xe-129 Gases (3 atm) konnten die pulmonalen Lufträume in der MRT mit hoher Signalintensität dargestellt werden. Begeistert von diesen Möglichkeiten wurden Verbindungen zwischen dem Institut für Physik und der Klinik für Radiologie der Universität Mainz geknüpft. Die Anwendung von He-3 beim Menschen war unbedenklich, da die Löslichkeit in Wasser oder Blut vernachlässigbar ist und keine Nebenwirkungen bekannt sind. Darüber hinaus ist der Einsatz von Helium weitverbreitet, z.B. zur Dekompression beim Tiefseetauchen, zur Bestimmung des Residualvolumens in der Lungenfunktionsdiagnostik (80 % He, 20 % O_2) und zur Jetventilation in der Anästhesie. Um der Gefahr der Asphyxie vorzubeugen, müssen die Aufnahmezeiten nach Inhalation des polarisierten Gases so kurz und das verwendete Gasvolumen so gering wie möglich gehalten werden. Zusätzlich ist eine Pulsoxymetrie zur Überwachung erforderlich. In Zusammenarbeit mit dem Institut für onkologische Diagnostik im Deutschen Krebsforschungszentrum in Heidelberg konnten im September 1995 erste Probandenstudien durchgeführt werden. Diese konzentrierten sich auf den Nachweis von polarisiertem He-3-Gas in der Mundhöhle, den Atemwegen und dem Alveolarraum und wurden erfolgreich durchgeführt [1, 8, 13, 16]. Nebenwirkungen wurden nicht beobachtet. Nach den ersten sehr positiven Erfahrungen und Ergebnissen wurde die Methodik der MRT mit polarisiertem He-3-Gas in der Klinik für Radiologie der Universität Mainz für die präklinische Weiterentwicklung und den möglichen Einsatz am Patienten implementiert. Dies wurde an einem kommerziell erhältlichen Kernspintomographen mit einer Feldstärke von

1,5 T (Magnetom Vision, Siemens Medizintechnik, Erlangen) vollzogen. Dafür war die Verwendung des Breitbandverstärkers und der Spektroskopie-Option erforderlich, weil nur mit diesen Hilfsmitteln eine Messung auf der Resonanzfrequenz (48,7 MHz bei 1,5 T) von He-3 möglich war. Darüber hinaus mußte eine spezielle, auf He-3 abgestimmte Sende-Empfangsspule eingesetzt werden. Die Untersuchungsstrategien, insbesondere das Design der Untersuchungssequenzen, mußten berücksichtigen, daß die ungleichgewichtige Polarisation durch die Anregung unwiederbringlich verloren geht.

9. Erste Erfahrungen

In den ersten Untersuchungen bei gesunden und rauchenden Probanden sowie ersten Patientenstudien fanden sich sehr vielversprechende Ergebnisse. Einer normalen Ventilation entspricht dabei eine weitgehend homogene und signalintensive Darstellung der Lufträume mit schneller Verteilung des He-3-Gases in Trachea und Lunge, während Gefäße und Gerüststrukturen negativ kontrastieren (Abb. 6). Einige Probanden zeigen eine höhere Signalintensität in den dorsalen Lungenbereichen, die in Rückenlage bevorzugt belüftet werden. Die erreichbare räumliche Auflösung liegt deutlich unter 1 cm und erlaubt die Abgrenzbarkeit der Lappenspalten und der Trachealknorpel [4, 14]. Raumforderungen führen durch Verdrängung, Obstruktion oder Infiltration vormals belüfteter Lufträume zu Signalausfällen. Chronisch obstruktive Erkrankungen (COPD), Emphysem und Rauchen führen zu lokalisierten und diffusen Signalinhomogenitäten mit Bereichen hoher Signalintensität in direkter Nachbarschaft zu Bereichen mit mittlerer, geringer oder ohne Signalintensität. Das Ausmaß dieser Veränderungen ist sehr unterschiedlich ausgeprägt (Abb. 7). Manchmal kommt es zu einem fleckigen Muster mit zufälliger Verteilung. Bronchiektasen gehen einher mit keilförmigen Arealen geringer oder ohne Signalintensität, die überwiegend peripher verteilt sind. Dies wird durch Obstruktionen in Segment- oder Subsegmentbronchien erklärt. Die Befundinterpretation der klinischen Untersuchungen mit ihrem inhomogenen Muster ist allerdings nicht ganz unproblematisch. Auch wenn es auf der Hand zu liegen scheint, daß eine hohe Signalintensität für eine gute Ventilation und eine geringe oder keine Signalintensität für eine schlechte oder keine Ventilation spricht, so ist die Bewertung der Aufnahmen der He-3-MRT nicht frei von anderen Einflußfaktoren. Es gibt mehrere Erklärungen für eine fehlende Signaldetektion: He-3-Gas hat diesen Lungenabschnitt nicht erreicht (am ehesten durch eine Obstruktion der Atemwege); transversale Signalverluste durch eine kurze $T2^*$-Zeit und/oder schnelle Diffusion der angeregten He-3-Kerne und auch das Vorhandensein von He-3, allerdings ohne polarisiert zu sein, was auf den Einfluß von Sauerstoff mit seinen paramagnetischen Eigenschaften zurückgeführt werden kann. Es waren also weitergehende Untersuchungen zum Verständnis der He-3-MRT erforderlich. Gleichzeitig sollten die Möglichkeiten dieses Verfahrens mit der einfachen Darstellung der ventilierten Alveolarräume durch das kontrastgebende polarisierte He-3-Gas noch nicht erschöpft sein, vielmehr wurde versucht, auf dem Weg zu einem quantitativen und funktionellen Diagnoseinstrument voranzuschreiten.

10. Applikationssystem

In den ersten Untersuchungen beim Menschen wurden die polarisierten Edelgase direkt aus einer Glaszelle über ein Mundstück oder aus einem Plastikbeutel inhaliert [13, 16]. Das inhalierte Volumen konnte in unseren ersten Untersuchungen nur geschätzt werden und betrug zwischen 400 und 500 ml. Mit einer so schlecht definierten Inputfunktion lassen sich natürlich keine quantifizierenden Aussagen treffen. Daher entwickelten wir ein computerunterstütztes Applikationssystem (Abb. 8), das sowohl bei Spontanatmung als auch bei druckunterstützter oder kontrollierter Beatmung eingesetzt werden kann. Damit können exakt gemessene Gasvolumina bolusartig zu bestimmten Zeitpunkten der Inspiration in das Atemzugvolumen plaziert werden. Das Applikationssystem ermöglicht ein schnelles Umschalten von Raumluft oder einem anderen Gasgemisch auf den Bolus des polarisierten He-3-Gases und wieder zurück. Der normale Atemablauf des Patienten wird durch die schnelle und exakte Umschaltung mit klar definierten Bolusprofilen nicht gestört. Das polarisierte Gas wird dabei im statischen Magnetfeld des MR-Tomographen gelagert. Die Schläuche und Ventile sind MR-kompatibel und befinden sich jedenfalls im Magnetfeld, während die Steuereinheit außerhalb des Untersuchungsraums aufgestellt wird, um die Bildqualität durch etwaige Hochfrequenzeinflüsse möglichst wenig zu beeinträchtigen.

11. Untersuchungen der Homogenität

Für Untersuchungen der Homogenität bzw. der Morphologie des Alveolarraums sind eine gute Entfaltung der Lunge und eine hohe räumliche Auflösung erwünscht. In inspiratorischem Atemstillstand ist der Füllungszustand der Lungen am besten und die Gerüststrukturen liegen am weitesten voneinander entfernt, so daß der Alveolarraum gut beurteilbar ist. Hierfür werden ca. 300 ml des polarisierten Gases zu Beginn des Atemzugvolumens bolusartig in den Einatemstrom gegeben. Während des folgenden Atemstillstands von 8 s werden Schichtaufnahmen der Lunge angefertigt. Mit einer Schichtdicke zwischen 8 und 10 mm sowie einer räumlichen Auflösung von 2,5 x 4 mm in der Schicht wird bereits heute eine ausreichende Detailerkennbarkeit erreicht. Auf diesen Aufnahmen können Nichtraucher von Rauchern und gesunde Probanden von Patienten anhand von Unterschieden in der Homogenität der Signalintensität einfach differenziert werden. Aus diesen Aufnahmen sind jedoch nur schwer quantitative Meßwerte abzuleiten. Da die Aufnahmen in Atemstillstand über 8 Sekunden aufgenommen werden, ist die zeitliche Auflösung nicht ausreichend, um sinnvolle Informationen zur Verteilung der Ventilation zu gewinnen.

12. Verteilung der Ventilation

Untersuchungen der Verteilung der Ventilation hätten aber im Hinblick auf beginnende Veränderungen an den Atemwegen eine große Bedeutung. Die Atemwege sind so aufgebaut, daß die Einatemluft den Alveolarraum in allen Lungenabschnitten fast gleichzeitig erreichen kann. Physiologischerweise werden einige Abschnitte etwas schneller, andere etwas langsamer erreicht. Die Unterschiede sind bei der Ausatmung deutlicher, so daß hier schnelle und langsame Kompartimente einfacher unterschieden werden können. Die Bedeutung einer normalen Verteilung der Ventilation während Inspiration und Exspiration wurde bereits von Goethe erkannt:

> „Im Atemholen sind zweierlei Gnaden:
> Die Luft einziehen, sich ihrer entladen;
> Jenes bedrängt, dieses erfrischt;
> So wunderbar ist das Leben gemischt.
> Du danke Gott, wenn er dich preßt,
> Und dank ihm, wenn er dich wieder entläßt."

Die Unterschiede der Verteilung der Ventilation verstärken sich bei pathologischen Veränderungen der Atemwege erheblich. Verlegungen einzelner kleiner Atemwege werden zu einer schlechteren Belüftung der dahinter liegenden Lungenabschnitte führen, während die benachbarten Lungenabschnitte schneller und vermehrt belüftet werden. Diese kleinen Veränderungen wirken sich auf das Wohlbefinden des Menschen noch nicht aus, da der Körper diese in einem großen Maße kompensieren kann. Aufgrund der Kompensation entgehen sie auch der Lungenfunktionsprüfung, die ja nur globale Veränderungen erfassen kann. Es wurde daher eine Aufnahmestrategie entwickelt, die mit hoher zeitlicher Auflösung die Verteilung der Ventilation während der Einatmung und der Ausatmung darstellt. In koronarer Schnittführung wird hierbei ein großer Teil der Lunge oder die gesamte Lunge abgebildet. Die Akquisition der jeweiligen Einzelaufnahme dauert 130 ms, so daß der Einstrom des polarisierten He-3-Gases annähernd in Echtzeit erfaßt werden kann (Abb. 9). Da die Untersuchung während fortgesetzter Atmung erfolgt, wird auch die Exspiration abgebildet. Mit diesen Aufnahmen können Veränderungen der Verteilung der Ventilation bei Patienten mit Emphysem oder nach Lungentransplantation eindrucksvoll beobachtet werden. In weiterführenden Studien wird die klinische Bedeutung einer ungleichmäßigen Verteilung der Inspiration untersucht.

13. Messung der pulmonalen Sauerstoffkonzentration

Bei der He-3-MRT der Lunge gibt es zwei parallele Mechanismen, die zu einem schnellen Verlust der Polarisation führen: 1. Polarisationsverlust durch die Hochfrequenzanregung, die durch die angelegte Spannung und somit durch den Flipwinkel beschrieben wird. Die Inhomogenität der eingestrahlten Hochfrequenz (RF) in der eingesetzten Spule erschwert die genaue Abschätzung des regionalen Flipwinkels und damit den Beitrag der Hochfrequenzanregung zum Polarisationsverlust. 2. Polarisationsverlust durch longitudinale T1-Relaxation. Zusätzlich zu den RF-Anregungen nimmt die verfügbare Polarisation durch depolarisierende Effekte der Umgebung ab. Während das polarisierte Gas in den speziellen Glasbehältern eine recht lange T1-Zeit aufweist, ist sie in-vivo deutlich kürzer. Dieser in-vivo-Effekt wird hauptsächlich durch die Anwesenheit von paramagnetisch wirkendem molekularem Sauerstoff verstärkt [18]. Für polarisiertes He-3 gilt, daß die Anwesenheit von molekularem Sauerstoff zu einem schnellen und konzentrationsabhängigen Verlust der Polarisation führt [12, 18]. Dieses Phänomen ist über die longitudinale Relaxationszeit (T1-Zeit) meßbar. Bei den ersten Untersuchungen wurde dieses Phänomen als störend für Bildaufnahme und Bildinterpretation empfunden. Daher wurde versucht, den Sauerstoffpartialdruck im Residualvolumen des Probanden durch Voratmen von He-4 oder Stickstoff zu senken, um so die T1-Zeit in-vivo auf ca. 35 s zu verlängern [3, 13]. Es wurde aber recht schnell klar, daß die Kenntnis der regionalen T1-Zeit eine physiologische Bedeutung im Hinblick auf den Zusammenhang mit dem regionalen Sauerstoffpartialdruck haben kann. Daher wurde eine Methode entwickelt, mit der sowohl der regionale Flipwinkel als auch die regionale T1-Zeit des polarisierten He-3-Gases in-vivo auf einer Pixel-für-Pixel-Basis gemessen werden können. Bei entsprechend hoher Geschwindigkeit können die notwendigen Aufnahmen für eine dreidimensionale Matrix in einer Atemanhaltephase akquiriert werden. Dafür werden ca. 300 ml des polarisierten He-3-Gases benötigt. Wenn die Schwankungsbreite des regionalen Flipwinkels bekannt ist, können Fehlinterpretationen von Signalveränderungen vermieden bzw. entsprechend korrigiert werden. Hiermit eröffnete sich die Möglichkeit, das Feld der He-3-MRT als quantitatives Verfahren zur funktionellen Beurteilung der Lunge einzusetzen. In einer tierexperimentellen Studie konnte die Hypothese, daß die regionale Sauerstoffkonzentration in-vivo meßbar ist, bestätigt werden. Dazu wurden die Tiere mit unterschiedlich hohen Sauerstoffkonzentrationen (21–100 %) beatmet. Neben der inspiratorischen Sauerstoffkonzentration wurde auch die endexspiratorische Sauerstoffkonzentration gemessen. Die endexspiratorische Sauerstoffkonzentration ist dabei ein globales Maß für die durchschnittliche alveoläre Sauerstoffkonzentration. Sie wurde als Referenz für die mit T1-basierte und somit mit MRT-Methoden gemessene Sauerstoffkonzentration herangezogen. Es fand sich eine sehr gute Korrelation zwischen den beiden Meßwerten von r = 0,94 (Abb. 10) [7]. Eine völlige Übereinstimmung war nicht zu erwarten, da es sich bei der exspiratorischen Messung um ein indirektes globales Maß handelt, während die MRT-Messung eine lokale Messung in einem bestimmten Lungenabschnitt darstellt. Mit der MRT wird es also in Zukunft möglich sein, die regionale Sauerstoffkonzentration in der Lunge zu bestimmen. Da die lokale Sauerstoffkonzentration in erheblichem Maß von der Sauerstoffaufnahme und somit von der lokalen Perfusion abhängt, erlaubt diese Methode indirekt auch die Bestimmung der regionalen Perfusion der Lunge. Gemeinsam wird daher eine bildliche Darstellung der regionalen Ventilations-Perfusionsverhältnisse möglich.

14. Diffusion

Transversale Signalverluste entstehen durch eine kurze T2*-Zeit (ca. 36 ms) und/oder schnelle Diffusion der angeregten He-3-Kerne. Die kleinen Kerne haben eine sehr hohe Beweglichkeit. Der Diffusionskoeffizient von He-3-Gas beträgt ungefähr 2 cm^2/s und ist damit 5–6 mal so hoch wie der von Wasser [4]. Das bedeutet, daß sich He-3 innerhalb der 5 ms zwischen Phasenkodierung und Auslesung des Signals um 1 mm bewegen kann. Diese schnelle Diffusion wird allerdings von den kleinen Atemwegen und den Wänden des Alveolarraums begrenzt. Dies kann die Entstehung eines konventionellen Spin-Echos erheblich erschweren [17]. Durch die Anwendung von Gradienten mit einigen mT/m kommt es zu einer „Diffusionswichtung" der Aufnahmen. Unerwünscht sind allerdings größere Diffusionseffekte, die auf den Bildern als Signalverlust, Suszeptibilitätsartefakte oder Verschwimmen von Randkonturen sichtbar werden. Demgegenüber sind gezielte Untersuchungen der Diffusion mit Wichtung in allen drei Raumrichtungen (entlang der Auslese-, Phasenkodier- und Schichtselektionsrichtungen) möglich. Dazu werden insgesamt vier Aufnahmen der gleichen Schicht aufgenommen, eine Referenzaufnahme, dann je eine Aufnahme für die drei Raumrichtungen der Diffusion mit entsprechender Ausrichtung der Phasenkodierschritte. Die Diffusionswichtung entsteht durch die Verwendung eines bipolaren Diffusionsgradienten. So können pathologische Einflüsse auf den Diffusionskoeffizienten und die Verteilung der Diffusion untersucht werden. Das Ausmaß der Einschränkung der freien Diffusion durch die Wandstrukturen (Atemwege, Alveolarraum) wird durch den „apparent diffusion coefficient" (ADC) beschrieben. Der ADC für die freie Diffusion liegt bei 2 cm^2/s, in der Luftröhre liegt er bei 0,65 cm^2/s und im Parenchym bei 0,2 cm^2/s. Das Lungengerüst führt also zu einer deutlichen Einschränkung der freien Diffusion. In weiterführenden Untersuchungen konnte gezeigt werden, daß der ADC als ein Maß für die Größe des Alveolarraums oder der peripheren Atemwege benutzt werden kann. Es fand sich nämlich eine geringe bzw. eine deutliche Zunahme des ADC im Alter bzw. bei Patienten mit Emphysem im Vergleich zu gesunden Probanden.

15. Perspektiven – Klinischer Einsatz und Grenzen

Die MRT der Lunge mit polarisiertem He-3-Gas eröffnet neue Perspektiven für die funktionelle bildgebende Diagnostik der Ventilation. Ihre Vorteile liegen in der hohen räumlichen Auflösung, den Qualitäten eines Schnittbildverfahrens mit den Möglichkeiten der Bildnachverarbeitung, hoher zeitlicher Auflösung (Aufnahmen in Atemstillstand oder während fortgesetzter Atmung) und in der fehlenden Strahlenbelastung. Die Homogenität der Verteilung der Ventilation wird eindrucksvoll abgebildet. Die Visualisierung von Alveolarbereichen mit unterschiedlicher Funktionalität (schnelle und langsame Kompartimente) sowie die sensitive Detektion, räumliche Darstellung und Quantifizierung von Ventilationsverteilungsstörungen, z.B. beim Emphysem, können von erheblicher klinischer Bedeutung sein. Gleichzeitig können erstmals Alveolarbereiche mit unterschiedlichen Sauerstoffkonzentrationen detektiert und räumlich zugeordnet werden. Es besteht daher die Perspektive, ein Mapping der regionalen Ventilations-Perfusionsverhältnisse durchzuführen.

Zu Zeit sind drei Einsatzgebiete für die He-3-MRT zu erkennen:
1. *Erklärung physiologischer Regulationsmechanismen.* Mit gezielten Untersuchungsstrategien wird die He-3-MRT in der Lage sein, grundlegende Fragen zur Physiologie der Ventilation und ihrer Regulation zu

beantworten. Ihr wichtigster Vorteil liegt dabei in der Kombination aus räumlicher Darstellung und quantitativer Messung funktioneller Größen. Es geht hier um die Homogenität der Verteilung der Ventilation bei Lungengesunden und ihre normale Schwankungsbreite (zirkadiane Einflüsse und längerfristige Reproduzierbarkeit), Veränderungen unter bronchokonstriktorischer Provokation und nach Bronchodilatation sowie um das Matching von Ventilation und Perfusion und deren Einflußfaktoren.
2. *Untersuchungen vor Lungenoperationen.* Da die He-3-MRT ventilierte Lungenabschnitte, die zum Gasaustausch beitragen, von nicht ventilierten und damit funktionsuntüchtigen Abschnitten unterscheiden kann, ist eine verbesserte Planung lungenresezierender Maßnahmen möglich. Profitieren können Patienten mit einer vorgeschädigten Lunge, bei denen wegen einer Tumorerkrankung eine Resektion geplant ist. Hier kann die postoperative Lungenfunktion abgeschätzt und funktionstüchtiges Parenchym erhalten werden. Vor volumenreduzierenden Operationen bei Patienten mit Emphysem kann die He-3-MRT funktionsuntüchtiges von funktionstüchtigem Parenchym unterscheiden und so die Operationsführung entscheidend beeinflussen. Die klinische Bedeutung dieses Bereichs ist groß. Die Zahl der Patienten, bei denen diese Eingriffe vorgenommen werden, ist allerdings überschaubar und auf spezialisierte Zentren konzentriert.
3. *Erkennung und Verlaufskontrolle bei Patienten mit chronisch obstruktiven Atemwegserkrankungen, einschließlich Asthma bronchiale und Mukoviszidose.* Die He-3-MRT bietet sich als Verfahren ohne Strahlenbelastung an, mit dem sowohl zur Diagnosestellung als auch im weiteren Verlauf wichtige morphologische und funktionelle Parameter einfach objektivierbar sind. Auf diesem Weg sind auch Therapieeffekte einfach meßbar, so daß für die Patienten individuell die optimale Therapie ausgewählt werden kann. Die klinische Bedeutung in diesem Feld, evtl. auch zu einer früheren Erkennung einer Atemwegserkrankung, ist als erheblich einzuschätzen.

Die He-3-MRT ist noch nicht allgemein verfügbar und einsatzbereit. He-3-Gas ist relativ teuer, nicht polarisiert kostet es ca. 250 DM pro Liter. Da die Polarisationstechnik sehr aufwendig ist, können polarisierte Gase nur in einigen speziellen Instituten produziert werden. Aus diesem Grund ist polarisiertes He-3 z.Zt. noch nicht kommerziell erhältlich. Eine klinische Zulassung zum Einsatz als Diagnostikum, außerhalb von klinischen Studien, liegt noch nicht vor. Präklinische und Zulassungsstudien werden z.Zt. durchgeführt. In den kommenden zwei Jahren sind daher erhebliche Veränderungen zu erwarten. Dabei muß die He-3-MRT nachweisen, daß die funktionellen Meßgrößen tatsächlich das Management von Patienten mit Atemwegs- oder Lungenerkrankungen im Sinne einer früheren Erkennung in einem reversiblen Stadium oder einer Optimierung einer medikamentösen oder operativen Therapie beeinflussen.

Danksagung

Das Mainzer He-3-Projekt ist ein gemeinsames Forschungsprojekt der Klinik für Radiologie (PD Dr. Hans-Ulrich Kauczor, Dr. Wolfgang Schreiber, Dr. Jochem Hast, Dr. Daniela Günther, Dipl.-Phys. Gordon Hanisch, Till Diergarten, Prof. Dr. Manfred Thelen), der Klinik für Anästhesiologie (PD Dr. Norbert Weiler, Dr. Balthasar Eberle, Dr. Klaus Markstaller, Prof. Dr. Dr. W. Dick), der III. Medizinischen Klinik – Schwerpunkt Pneumologie (Dr. Jana Lill, Dr. Jens Schlegel, Prof. Dr. Roland Buhl) und dem Institut für Physik (Dr. Reinhard Surkau, Dipl.-Phys. Tino Großmann, Dipl.-Phys. Anselm Deninger, Dipl.-Phys. Michael Ebert, Prof. Dr. Werner Heil, Prof. Dr. Ernst Otten). Das Projekt wird von der Deutschen Forschungsgemeinschaft (Th 315/8-1) und der Innovationsstiftung Rheinland-Pfalz unterstützt.

Literatur

[1] M. ALBERT, C. TSENG, D. WILLIAMSON et al.: Hyperpolarized 129 Xe MR imaging of the oral cavity. J Magn Reson B 1996; 111: 204–207.
[2] M.S. ALBERT, G.D. CATES, B. DRIEHUYS et al.: Biological magnetic resonance imaging using laser-polarized 129 Xe. Nature 1994; 370: 199–201.
[3] P. BACHERT, L. SCHAD, M. BOCK et al.: Nuclear magnetic resonance imaging of airways in humans with use of hyperpolarized 3He. Magn Res Med 1996; 36: 192–196.
[4] R.D. BLACK, H.L. MIDDLETON, G.D. CATES et al.: In vivo He-3 MR images of Guinea pig lungs. Radiology 1996; 199: 867–870.
[5] R. BRAUER, P. HOGAN, M. HUGON, A. MACDONALD, K. MILLER: Patterns of interaction of effects of light metabolically inert gases with those of hydrostatic pressure as such – a review. Undersea Biomed Res 1982; 9: 353–396.
[6] F.D. COLEGROVE, L.D. SCHEARER, K. WALTERS: Polarization of 3He gas by optical pumping. Phys Rev 1963; 132: 2561–2572.
[7] B. EBERLE, N. WEILER, K. MARKSTALLER et al.: Analysis of regional intrapulmonary O2-concentrations by magnetic resonance imaging of inhaled hyperpolarized 3helium. J Appl Physiol 1999; submitted.
[8] M. EBERT, T. GROSSMANN, W. HEIL et al.: Nuclear magnetic resonance imaging on humans using hyperpolarized 3He. Lancet 1996; 347: 1297–1299.

[9] G. ECKERT, W. HEIL, M. MEYERHOFF et al.: A dense polarized 3He target based on compression of optically pumped gas. Nucl Instr Meth Phys Res A 1992; 320: 53–65.
[10] R. FERLINZ: Diagnostik in Pneumologie. Stuttgart: Georg Thieme Verlag 1992.
[11] W. HEIL, H. HUMBLOT, E. OTTEN, M. SCHÄFER, R. SURKAU, M. LEDUC: Very long nuclear relaxation times of spin polarized helium3 in metal coated cells. Physics Letters A 1995; 201: 337–343.
[12] C. JAMESON, A. JAMESON, J. HWANG: Nuclear spin relaxation by intermolecular magnetic dipole coupling in the gas phase. 129 Xe in oxygen. J Chem Phys 1988; 89: 4074–4081.
[13] H.-U. KAUCZOR, M. EBERT, K.-F. KREITNER et al.: Helium-3 MRT der Lungenventilation – Erste klinische Anwendungen. Fortschr Röntgenstr 1997; 166: 192–198.
[14] H.-U. KAUCZOR, D. HOFMANN, K.-F. KREITNER et al.: Normal and abnormal pulmonary ventilation: visualization at hyperpolarized He-3 MR imaging. Radiology 1996; 201: 564–568.
[15] H.-U. KAUCZOR, R. SURKAU, T. ROBERTS: MRI using hyperpolarized noble gases. Eur Radiol 1998; 8: 820–827.
[16] J. MACFALL, H. CHARLES, R. BLACK et al.: Human lung air spaces: potential for MR imaging with hyperpolarized He-3. Radiology 1996; 200: 553–558.
[17] H. MIDDLETON, R.D. BLACK, B. SAAM et al.: MR imaging with hyperpolarized 3He Gas. Magn Res Med 1995; 33: 271–275.
[18] B. SAAM, W. HAPPER, H. MIDDLETON: Nuclear relaxation of 3He in the presence of O2. Phys Rev A 1995; 52: 862–865.
[19] R.F. SCHMIDT, G. THEWS: Physiologie des Menschen. Heidelberg: Springer Verlag 1997.

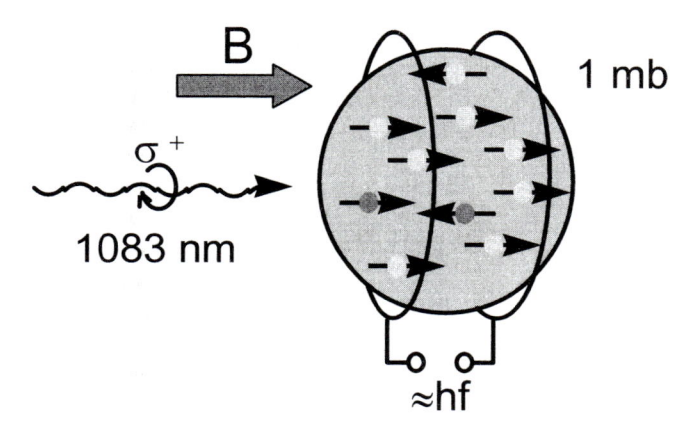

Abb. 1: He-3-Atome befinden sich bei sehr geringem Druck (1 mbar) in einer Pumpzelle. Bei diesem niedrigen Druck bildet sich ein Plasma mit metastabilen He-3-Atomen (He-3*). Es ist ein externes Magnetfeld angelegt. Von einem speziellen LNA ($La_{.85}Nd_{.15}MgAl_{11}O_{13}$) Laser wird zirkulär polarisiertes Licht auf der Resonanzfrequenz von Helium (λ = 1083 nm) eingestrahlt.

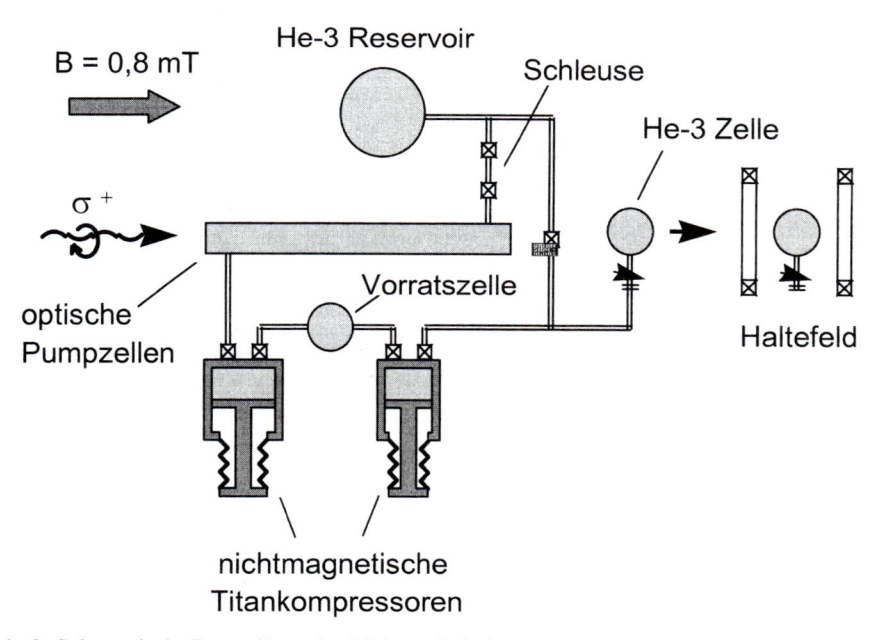

Abb. 2: Schematische Darstellung des Mainzer Polarisators.

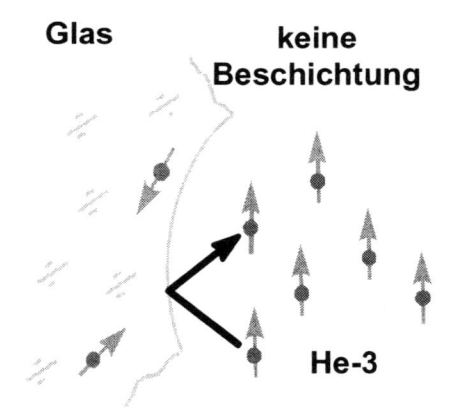

Abb. 3: Schematische Darstellung der möglichen Wechselwirkungen zwischen polarisiertem He-3-Gas und paramagnetischen Zentren in der Wand des Glasbehälters, die zum Polarisationsverlust führen können.

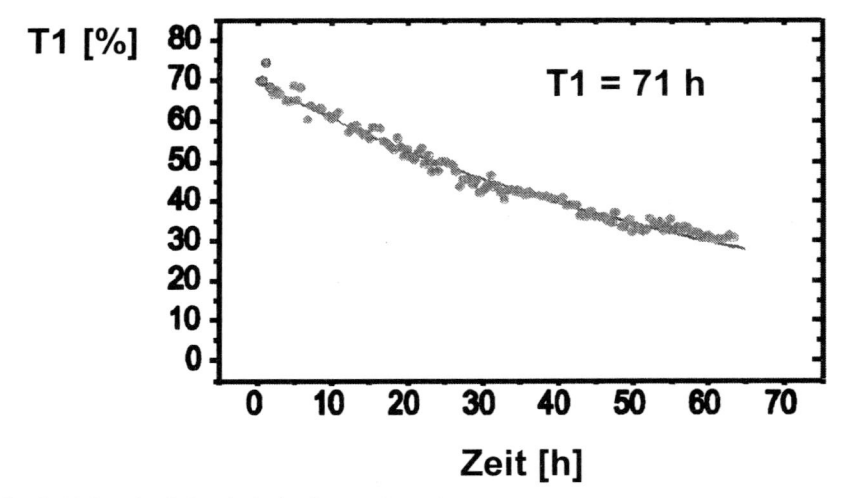

Abb. 4: Zeitverlauf des Polarisationsverlusts in einem unbeschichteten Glasbehälter mit einer T1-Zeit von 71 Stunden. So sind Lagerung und Transport des polarisierten He-3-Gases möglich [11].

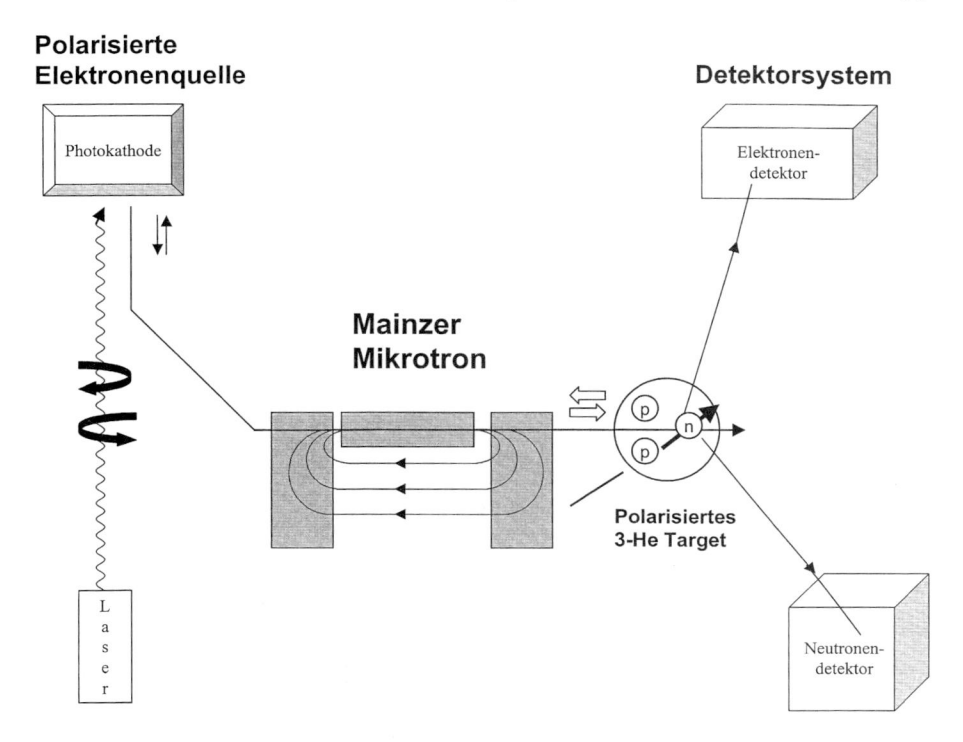

Abb. 5: Erforschung des Formfaktors des Neutrons im Mainzer Mikrotron: Durch die Ablenkung eines polarisierten Elektronenstrahls, der in zwei entgegengesetzte Polarisationsrichtungen geschaltet werden kann, beim Auftreffen auf polarisierte Neutronen in der Zielmaterie (He-3) gelingt es, die überwiegenden Einflüsse des magnetischen Dipolmoments zu eliminieren und die geringen Effekte der elektrischen Ladungsverteilung im Neutron zu vermessen.

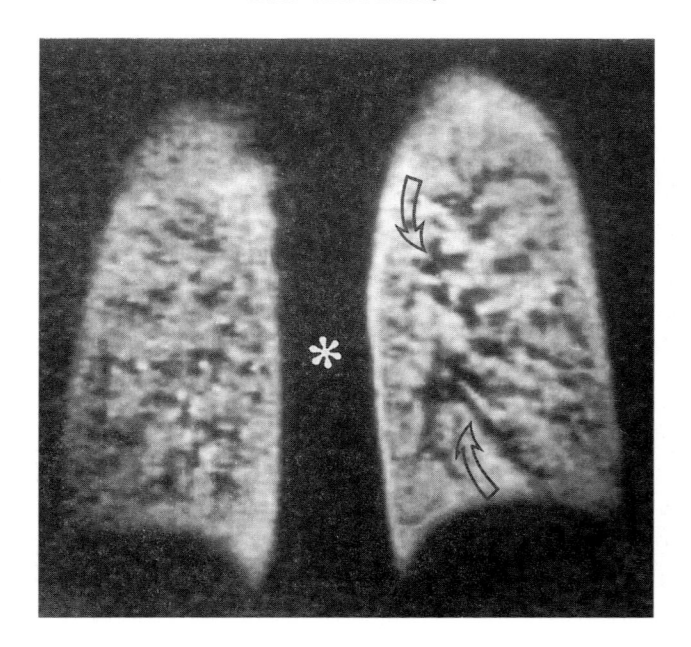

Abb. 6a

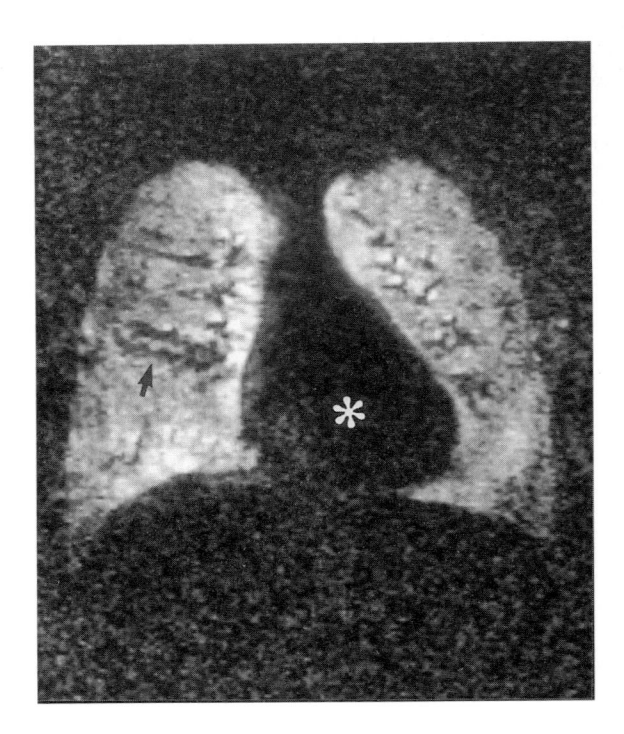

Abb. 6b

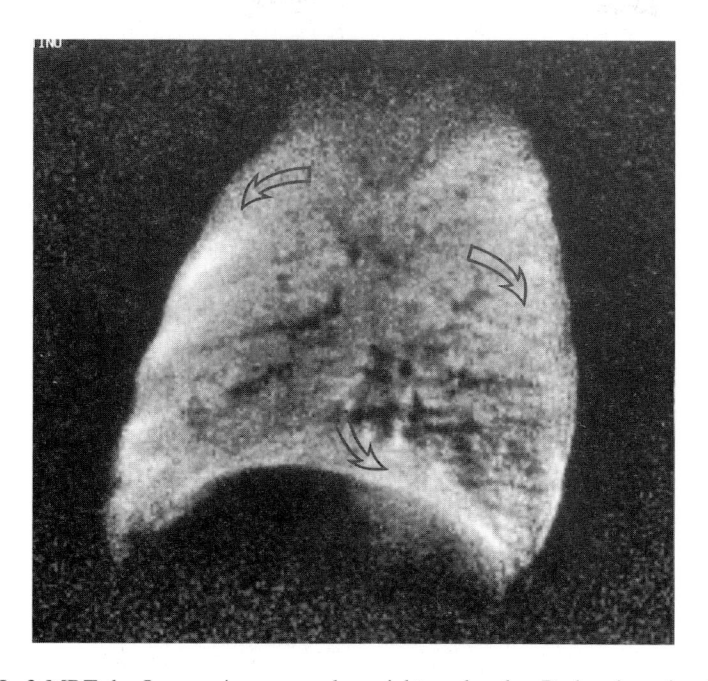

Abb. 6c

Abb. 6: He-3-MRT der Lunge eines gesunden, nichtrauchenden Probanden: signalintensive Darstellung des weitgehend homogen ventilierten Alveolarraums, während die Gerüststrukturen und Lungengefäße ohne Signal gut abgrenzbar sind: a) koronare Schicht in den dorsalen Lungenabschnitten, Gefäßstrukturen ohne Signal (gebogene Pfeile), * = Wirbelsäule; b) koronare Schicht in den ventralen Lungenabschnitten, Gefäßstrukturen ohne Signal (schwarzer Pfeil), * = Herz; c) sagittale Schicht in der rechten Lunge mit gering vermehrter Signalintensität im Unterlappen und generell in den subpleuralen Lungenabschnitten (gebogene Pfeile).

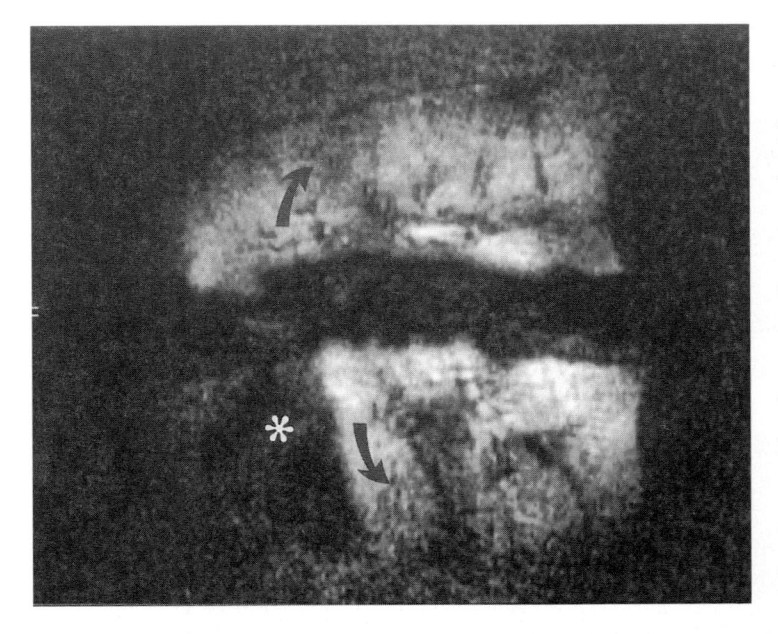

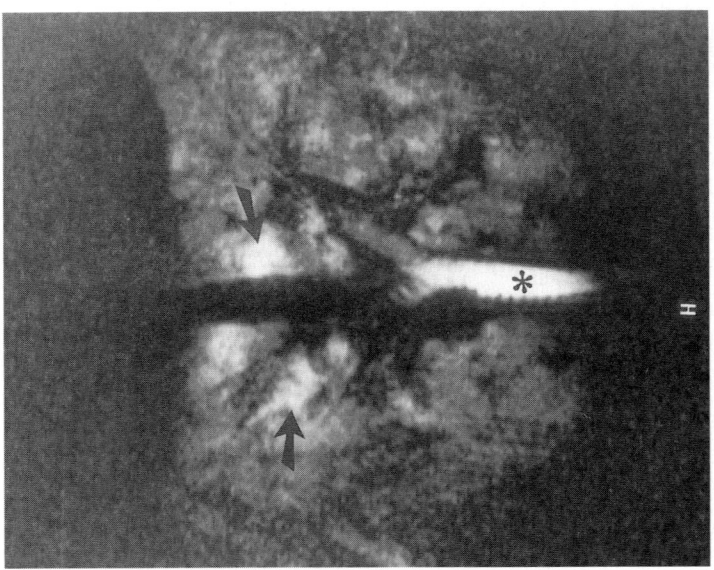

Abb. 7: He-3-MRT der Lunge bei Patienten mit chronisch obstruktiver Lungenerkrankung: signalintensive, aber inhomogene Darstellung des ventilierten Alveolarraums als Zeichen einer Störung der Verteilung der Ventilation: a) koronare Schicht mit signalintensiver Darstellung der Trachea, die Knorpelspangen sind abgrenzbar (Stern), Areale mit erniedrigter und erhöhter Signalintensität (schwarze Pfeile); b) koronare Schicht in den dorsalen Lungenabschnitten mit großen Ventilationsdefekten (Stern) und inhomogener Darstellung (schwarze gebogene Pfeile).

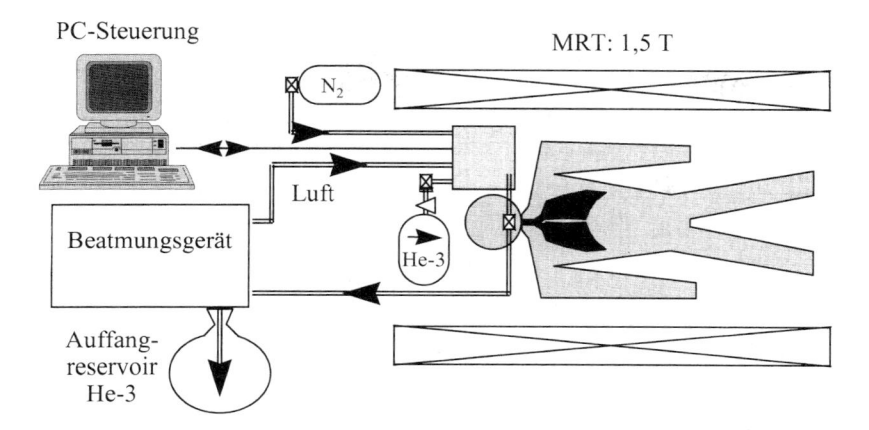

Abb. 8: Schematische Darstellung des Applikationssystems für die He-3-MRT, mit der quantitative funktionelle Untersuchungen möglich werden.

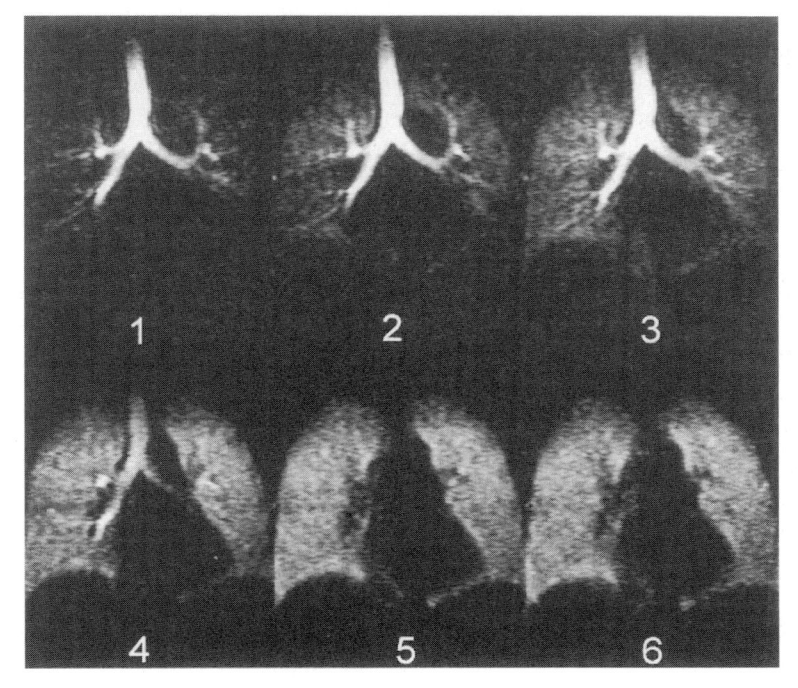

Abb. 9: Dynamische Aufnahmeserie der Inspiration mit der He-3-MRT bei einem gesunden Probanden. Die Einatmung des polarisierten Gases kann über die Trachea (1), die zentralen Bronchien (2) bis in den Alveolarraum (3–6) mit hoher zeitlicher Auflösung verfolgt werden. Gezeigt ist jedes zweite Bild, aufgenommen alle 260 ms.

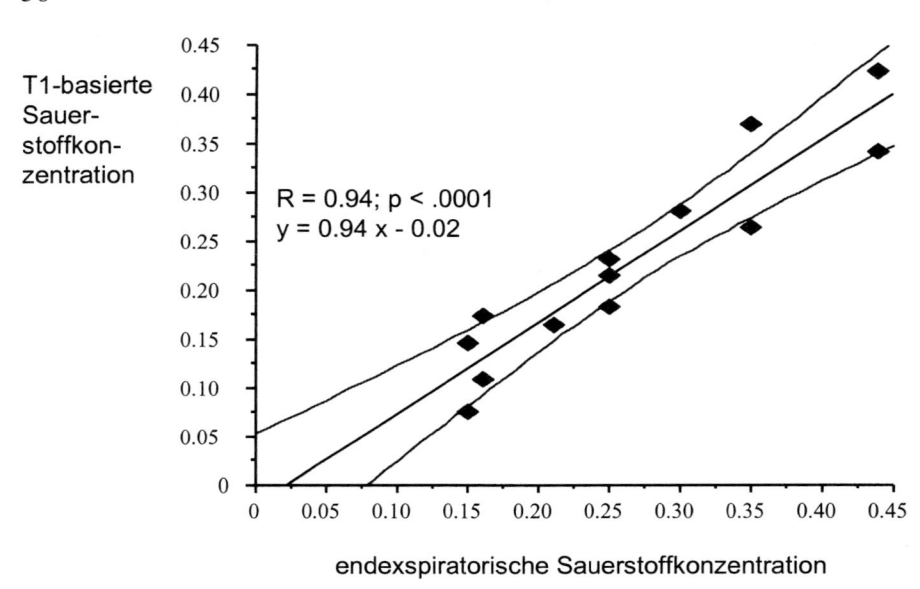

Abb. 10: Ergebnisse der regionalen, T1-Zeit basierten Messung der pulmonalen Sauerstoffkonzentration mittels He-3-MRT im Vergleich zur endexspiratorischen Sauerstoffkonzentration.

Kopplung funktioneller Biomembranen mit externen Elektroden

von

Andreas Offenhäusser (Mainz)[*]

1. Einleitung

Die Kombination von biologisch aktiven Elementen wie Proteinen, Zellen oder ganzen Gewebeschnitten mit elektronischen Transducern zur physikalischen Signalerfassung ermöglicht den Aufbau funktioneller Hybrid-Systeme an der Schnittstelle zwischen belebter und unbelebter Natur. Die Vision, physiologische Prozesse mit Bauteilen der Mikroelektronik funktionell zu koppeln, übt eine enorme Faszination auf Wissenschaft und Technik gleichermaßen aus. Die Aussicht, die hohe Sensitivität und Selektivität biologischer Erkennungsprozesse, gekoppelt mit den evolutiv optimierten Signal-Verstärkungskaskaden in ein künstliches System der Datenerfassung und -verarbeitung zu integrieren, eröffnet ganz neue Wege auch in der Biosensorik [1].

Die molekulare Architektur des Komplettsystems ‚Zelle', das über entsprechende spezifische Wechselwirkungen von Antikörpern und Glycoproteinen an Lipidmembranen komplexe, hochorganisierte Strukturen aufbaut, wirft die Frage nach der Übertragbarkeit der Bauprinzipien auf einfache, überschaubare Modellstrukturen auf. Natürliche Membranen bestehen aus einer komplexen Mischung von Lipiden und membranverankerten Proteinen (vgl. Abb. 1.1) [2]. Während die Lipiddoppelschicht dabei die Grundstruktur der biologischen Membran bestimmt, sind die

---

[*] Max-Planck-Instiut für Polymerforschung, Ackermannweg 10, 55128 Mainz; e-mail: offenhaeusser@mpip-mainz.mpg.de, in Zusammenarbeit mit Sven Ingebrand, Michael Krause, Herbert Wieder, Steffen Lingler (alle Max-Planck-Institut für Polymerforschung), Junko Hayashi, Morgan C. Denyer, Martin Scholl und Christoph Sprössler (alle RIKEN, Japan).

membranverankerten Proteine als spezifische Rezeptoren, Enzyme oder Transportsystem verantwortlich für die meisten Membranfunktionen. Als Beispiel ist in Abb. 1.2 das Schema ausgewählter Funktionsweisen z.B. als Liganden-gesteuerter Ionenkanal bzw. eines G-Protein-gesteuerten Komplexes dargestellt. Diese Proteine sind meist triggerbar, d.h. bestimmte von außen zugegebene Moleküle führen zu einer – oft reversiblen – Konformationsänderung des Proteins. Für bestimmte Untersuchungen kann es nun von Vorteil sein, Modellmembranen zu wählen, die auf wenige veränderliche Faktoren beschränkt werden können und deren Aufbau aus einer überschaubaren Vielfalt von Molekülen besteht.

Diese Modellmembranen sind in Analogie zur natürlichen Zelle aus Lipiden aufgebaut, die sich als wasserunlösliche amphiphile Moleküle im Kontakt mit Wasser spontan selbst organisieren. Die Triebkraft dafür beruht auf dem hydrophoben Effekt [3]. Abhängig von der jeweiligen Präparationstechnik entstehen verschieden geordnete Strukturen. Einige wenige Beispiele sollen hier genannt werden: Liposomen (Vesikel) [4] – sphärische, geschlossene Lipiddoppelschichten mit einem wäßrigen Kompartiment im Inneren; Black-Lipid-Membranes (BLMs) [5] – planare Doppelschichten, die ein Loch in der Trennwand zweier wäßriger Kompartimente überspannen und insbesondere zur Untersuchung der elektrischen Transporteigenschaften von Membranen verwendet werden; Lipidmonoschichten [6], die sich beim Spreiten eines Lipids auf der Wasseroberfläche bilden und formal die Hälfte der Lipiddoppelschicht einer Zellmembran darstellen und insbesondere zu Strukturuntersuchungen verwendet werden. Präpariert man Lipiddoppelschichten auf einem festen Substrat [1], erhält man Membranen, die gegenüber einer BLM wesentlich stabiler sind und auf der dem Reaktionsraum zugewandten Seite einfach zu manipulieren sind. Sie eignen sich deshalb besonders zum Studium von Erkennungsreaktionen und wegen ihrer Stabilität zum Aufbau von Biosensoren.

Standardmäßig werden elektrische Untersuchungen an Modellmembranen mittels der oben genannten BLM-Technik [7] durchgeführt. Im Gegensatz dazu werden zur Messung der elektrischen Aktivität von ganzen Zellen standardmäßig aus Glaskapillaren gezogene Mikroelektroden verwendet, die direkt in die Zelle eingestochen werden. Mit der Einführung der Patch-Clamp-Technik [27] wurde es möglich, einzelne Ionenkanäle der Zellmembran zu studieren. Die intrazelluläre Meßtechnik weist ein sehr gutes Signal-Rausch-Verhältnis auf, sie ist jedoch invasiv, und die Messung ist auf wenige Zellen gleichzeitig beschränkt. Extrazelluläre Meßanordnungen mit Hilfe von Elektrodenarrays umgehen die oben genannten Probleme und lassen sich mit modernen Methoden der Planartechnologie relativ einfach und in großen Stückzahlen verwirklichen.

In Abb. 1.3 sind die Zielstrukturen für die Kopplung funktioneller Membranen mit elektrischen Detektoren dargestellt: es werden einerseits trägergestützte Modellmembranen eingesetzt, die durch den Einbau von Proteinen funktionalisiert werden [1, 8]. Auf der anderen Seite werden natürliche Membranen von ganzen Zellen bzw. Zellverbänden verwendet [9, 10]. Als elektronische Detektionssysteme werden zur Ankopplung an diese Membransysteme entsprechend konzipierte Feldeffekt-Transistoren [10, 11] sowie Metall-Makro- und Mikroelektroden eingesetzt [12, 13].

2. Substratgestützte Modellmembranen

Grundsätzlich können zwei verschiedene Strategien eingeschlagen werden, um die verschiedenen trägergestützten Membranarchitekturen aufzubauen (Abb. 2.1). Beim ersten Konzept wird sequentiell Lage für Lage aufgebaut, indem z.B. das Substrat in einem ersten Self-Assembly-Schritt funktionalisiert wird, um dabei die Anbindungstellen für ein hydrophiles Polymerkissen zu schaffen [14, 15]. Auf dieses ‚Kissen' kann dann die Lipid-Membran mittels Langmuir-Übertrag [15, 16] oder über einen Selbstorganisationsschritt aus der Lösung aufgebracht werden. Beim zweiten Ansatz wird in einem Ein-Schritt-Prozeß z.B. ein Lipopolymer mit einer Lipidgruppe auf der einen Seite [17, 18] und z.B. mit einer oligomeren Bindungseinheit auf der anderen Seite auf dem Substrat aufgebracht [19] und gegebenenfalls mittels Langmuir-Transfer bzw. Vesikel-Fusion [16, 20, 21] vervollständigt. Hierbei liegt der Vorteil der Vesikelfusion bei der Möglichkeit, gleichzeitig die funktionellen Einheiten in den Lipid-Bilayer einzubauen. Dabei kann man auf die etablierten Protokolle zur Isolierung, Aufreinigung und Rekonstitution der funktionellen Einheiten von Biomembranen in Liposomen zurückgreifen.

Als Beispiel werden im Folgenden Systeme diskutiert, die gemäß der zweiten Strategie auf Gold-Elektroden aufgebaut wurden. Das einfachst mögliche System basiert dabei auf einem Thiolipid ohne Spacergruppe und kann entweder über einen Self-Assembly-Schritt oder durch Ausrollen gemischter Vesikel hergestellt werden. Etwas komplexer ist ein System, das mit einer Spacergruppe aus mehreren Ethylenoxid-Einheiten versehen ist. In Abb. 2.2 sind einige der verwendeten Komponenten (Anker-Lipide: Di-Palmytoylphophatidylthioetanol [DPPTE], Phytansäure mit Ethylenoxidspacergruppe [EO_4-Phy]; Füll-Lipide: Di-Myristoylphosphatidylcholine [DMPC], Di-Phytanoylphosphatidylcholine [DPhyPC]) sowie die angestrebten Strukturen dargestellt. So kann durch einen Self-Assembly-Schritt zuerst eine Monolage von Ankerlipid (DPPTE) auf den Goldelektroden erzeugt werden, auf die dann eine Lipid-Monolage (DMPC) durch Vesikel-Fusion aufgebracht wird (System 1) [22]. Erzeugt man das System mittels Ausrollen gemischter Vesikel aus Ankerlipid (DPPTE, EO_4-Phy) und Füll-Lipid (DMPC, DPhyPC), so kann man die Systeme 2 und 3 aufbauen.

Beim Aufbau der Systeme mittels Ausrollen gemischter Vesikel (System 2) wird zuerst die Goldelektrode gereinigt, um eine möglichst gute Benetzung mit der Vesikel-Lösung zu erreichen (Abb. 2.3). Danach gibt man die Vesikel-Lösung auf die Metalloberfläche, wobei sich unter geeigneten Bedingungen eine verankerte Lipid-Doppelschicht bildet. Die Details dieser Doppelschicht-Ausbildung konnten mittels Oberflächenplasmonen-Spektroskopie (SPS) [23, 24], Impedanz-Spektroskopie (IS) [25] und zyklischer Voltametrie (CV) [26] verfolgt werden. Dazu wurde ein Versuchsaufbau verwendet, der die Messung der optischen und elektrochemischen Parameter gleichzeitig und *in situ* erlaubt [22]. Die obere Monolage dieser Doppelschicht läßt sich durch Spülen wieder ablösen, ebenso wie die nicht-verankerten Lipide der unteren Monolage. Dies erlaubt wiederum den Einbau von Proteinen über die Fusion von Proteoliposomen mit der Thiolipid-Sub-Monolage.

Bei der Herstellung der verankerten Lipid-Doppelschicht mittels Ausrollen gemischter Vesikel aus Thiolipid (DPPTE) und Lipid (DMPC) erhält man eine recht komplexe Abhängigkeit der erzielten physikalischen Eigenschaften von den verschiedenen Reaktionsparametern. Insbesondere der Molenbruch von Thiolipid/Lipid der Vesikel (Abb. 2.4), die Reaktionstemperatur, der pH-Wert während der Fusion, die Vesikelkonzentration und die Reaktionszeit (Abb. 2.5) beeinflussen das Ergebnis. Bei der Abhängigkeit vom Verhältnis Thiolipid/Lipid der Vesikel (Abb. 2.4) findet man, daß sich bis zu einem Molenbruch DPPTE von 0,3 Lipid-Doppelschichten mit sehr guten elektrischen Eigenschaften herstellen lassen. Unterhalb dieses Wertes erhält man einen steilen Anstieg in der Kapazität, was auf Löcher in der Doppelschicht hinweist. Für den späteren Einbau von Proteinen ist eine möglichst geringe Dichte an Anker-Lipid interessant, weshalb meist mit dem kleinst möglichen Molenbruch gearbeitet wird.

Ein weiterer Parameter, der die Zusammensetzung dieser Lipid-Doppelschichten sehr stark beeinflußt, ist die Reaktionszeit. So können zusätzliche Thiolipide durch Flip-Flop-Prozesse bzw. laterale Diffusion in die untere Schicht gelangen und so zu einer Anreicherung führen, was wiederum den Einbau von Proteinen in die Doppelschicht erschwert. In Abb. 2.5 ist die Abhängigkeit von optischer Schichtdicke, Bedeckung mit Thiolipid und Kontaktwinkel der Thiolipid-Submonolage von der Reaktionszeit dargestellt. Es zeigt sich, daß mit Erreichen der Doppelschicht-Dicke auch eine Sättigung im Bedeckungsgrad bei ca. 70 % erreicht wird.

Diese einfachen Systeme lassen sich schon dazu verwenden, Proteine wie z.B. die Protonen-pumpende ATPase einzubauen und auf ihre Funktion zu testen. Dazu wurde die obere Lipidschicht der Doppelschicht wie oben beschrieben heruntergespült, so daß eine Submonolage an Thiolipid entstand. Auf diese Schicht wurden dann Proteoliposomen mit F_0F_1-ATPase-Proteinen (AK Gräber, Universität Freiburg) fusioniert, so daß sich eine Lipid-Doppelschicht mit eingebauten Proteinen bildete. Abb. 2.6 zeigt die Titration des komplexen Leitwerts (Admittanz) der trägergestützten Membran mit ATP. Selbst geringe Mengen an ATP führen zu einer merklichen Änderung der Meßgröße. Dies läßt sich mit dem aktiven Transport von Protonen durch die Membran an die Grenzfläche Elektrode/Lipiddoppelschicht erklären.

3. Zell-Detektor-Hybridsysteme

Möchte man gleichzeitig von mehreren Stellen in einem Zellverbund elektrische Signale der Zellen ableiten oder beabsichtigt man, über einige Tage von Zellen deren elektrische Aktivität abzuleiten, so stößt man mit den Standardmethoden der Elektrophysiologie an Grenzen. Extrazelluläre Meßanordnungen mit Hilfe von Elektrodenarrays umgehen die oben genannten Probleme und lassen sich mit modernen Methoden der Planartechnologie relativ einfach und in großen Stückzahlen verwirklichen. Während bei metallischen Kontakten durch den über die Elektroden fließenden Strom unerwünschte elektrochemische Effekte auftreten können, koppeln die Signale bei Feldeffekttransistoren (FET) in das nicht metallisierte Gate rein kapazitiv ein und steuern so den Strom durch den Transistor [9, 28].

Verglichen mit trägergestützten Modellmembranen bilden Zellen im Kontakt mit den mikroelektronischen Detektor-Systemen entsprechend komplexere Systeme. Insbesondere die Kontrolle der Zell-Substrat-Wechselwirkung verlangt Lösungsansätze, die abhängig vom Zell-Typ auf ganz unterschiedlichen Methoden beruhen, wobei meist nicht der klassische Weg beschritten werden kann. Zusätzlich dazu müssen die Detektorchips den Anforderungen des vielkomponentigen Nährmediums während der Zellkultur und der Messung standhalten.

3.1 Mikroelektronische Detektionssyteme

Elektrodenarrays lassen sich auf der einen Seite mittels Feldeffekt-Transistoren (FET) verwirklichen, die auf der Technik des weit verbreiteten Metall-Oxid-Halbleiter-FET (MOSFET) basieren. Eine am Gate des FET angelegte Spannung erzeugt einen leitenden Kanal zwischen Drain- und Sourcebereich des FET. Über diesen fließt im Betriebszustand ein Strom, der abhängig vom Potential am Gate ist (Abb. 3.1). Für den Einsatz des FET als extrazelluläre Elektrode erfolgt die Gatekontaktierung im Gegensatz zum gewöhnlichen MOSFET nicht durch eine Metallelektrode, sondern mit Hilfe einer Referenzelektrode direkt über den Elektrolyten (EOSFET) [29]. Der Querschnitt durch einen p-Kanal FET zeigt, wie die negative Gatespannung U_{GS} zu einem leitenden p-Kanal führt. Über diesen Inversionskanal fließt der Drainstrom zwischen Drain (D) und Source (S). Die Ausgangskennlinie veranschaulicht (Abb. 3.2), wie eine Änderung in der Gatespannung eine Änderung des Drainstroms entsprechend der Steilheit des FET bewirkt. Mögliche Probleme, nämlich durch den direkten Kontakt von z.B. physiologischen Pufferlösungen mit mikroelektronischen Detektorsystemen, können durch entsprechendes Design des Bauelements eingeschränkt werden.

Für den Einsatz des FET als extrazellulären Detektor sowie für den Einsatz in der Chemo- oder Biosensorik ist eine möglichst große Zahl einzelner Meßaufnehmer (*multi transducer array*) in einer kompakten Bauweise wünschenswert. Dadurch können auf einer kleinen Fläche gleichzeitig mehrere Objekte untersucht werden (z.B. Signalweiterleitung mehrerer Zellen in einem neuronalen Netzwerk oder Nachweis mehrerer Stoffe über verschiedene sensitive Elemente auf einem einzigen Chip). Beim Chiplayout der entwickelten FET wurde deshalb versucht, einen Kompromiß zwischen einer möglichst großen Anzahl einzelner aktiver Elemente und der Handhabbarkeit der einsatzbereiten Transistorbauelemente zu finden.

Der Chip enthält ein Feld von 4×4 einzeln über die jeweiligen Drain-Anschlüsse ansprechbaren FET mit gemeinsamer Source-Leitung (Abb. 3.3), was gleichzeitiges Auslesen der Information erlaubt. Die einzelnen FET sind in einem Abstand von 100 bzw. 200 µm angeordnet. Der Chip wurde für eine Vollverkapselung in einem Standard DIL-Keramikgehäuse (Dual-Inline) entwickelt (Abb. 3.4) [10, 30]. Bei diesem Aufbau bleibt nur das Zentrum des Chips mit einem Durchmesser von 2,5 mm für die Elektrolytlösung zugänglich. Die äußeren Bereiche mit den elektrischen Kontakten sind mit einer Silikonvergußmasse versiegelt. In Abb. 3.5 ist eine Rasterelektronemikroskopie(REM)-Aufnahme eines einzelnen Gates ($5 \times 1,5$ µm²) dargestellt. Der Kanalbereich des Gates liegt dabei etwas höher als der umgebende Bereich. Auf diese Weise soll der Abstand der Zelle zum Gate im Kontaktbereich der Kopplung verringert werden, um eine bessere Signaleinkopplung zu erzielen.

Als Alternative zu den Transistor-Arrays werden Metall-Mikroelektroden eingesetzt, die ebenfalls mit Hilfe der Planar-Technologie hergestellt werden. Die einzelne Metallelektrode wird dabei schaltungstechnisch als externe Gateelektrode eines FETs betrieben. Das Elektroden-Array besteht dabei aus 8×8 einzeln ansprechbaren Mikroelektroden (Abb. 3.6), die ebenfalls in einem Abstand von 100 bzw. 200 µm angeordnet sind. Der Chip wurde für eine Vollverkapselung auf einer Epoxy-Leiterplatte entwickelt. Auch hier bleibt nur das Zentrum des Chips mit einem Durchmesser von ca. 8 mm für die Elektrolytlösung zugänglich. Die äußeren Bereiche mit den elektrischen Kontakten sind mit einer Silikonvergußmasse versiegelt (Abb. 3.7). Die einzelnen Elektroden-Strukturen weisen eine Größe von 6 bis 30 µm im Durchmesser auf. Um eine bessere geometrische Ankopplung zu erzielen, wurden Elektroden-Strukturen entwickelt, bei denen die Elektrode etwas höher als der umgebende Bereich liegt. Es werden dabei abhängig vom Fabrikationsprozeß sowohl Plateau-Elektroden als auch abgerundete Spitzen-Elektroden realisiert (Abb. 3.8).

3.2 Herzmuskelzellen-FET-Hybridsysteme

Neben den Nervenzellen als den primären Modulen biologischer Informationsverarbeitung stellen insbesondere Herzmuskelzellen interessante elektrisch aktive Komponenten höher entwickelter Organismen dar. Die Auslösung der mechanischen Kontraktion dieser Zellen erfolgt über eine Reihe von Schritten, an deren Anfang die Depolarisation der Plasmamembran steht. Wie bei Nervenzellen führt die Änderung der Membranspannung über einen bestimmten Schwellenwert hinaus zur Auslösung eines Aktionspotentials. Herzmuskelzellen sind über sog. Interkalationsscheiben mit ihren Nachbarzellen verbunden. Diese Scheiben heften die Zellen zusammen, indem sie die Kontraktionselemente, die Actinfilamente benachbarter Zellen verbinden. Darüber hinaus sind in diesen Interkalationsscheiben die elektrischen Verbindungen, die sog. Gap-Junctions lokalisiert, über die sich ein Aktionspotential schnell von einer Zelle zur nächsten ausbreiten kann. Durch die lange Dauer des Depolarisationsplateaus, und die damit verbundene verlängerte Kontraktion der Muskelzellen, kann nach und nach der gesamte Herzmuskel kontrahieren, bevor ein Teil bereits wieder erschlafft.

Für den Kopplungs-Versuch werden die Transistoren sorgfältig mit 25% Schwefelsäure gereinigt, mit hochreinem Wasser gespült und mit 70% Äthanol sterilisiert. Zur Verbesserung der Anhaft- und Auswachseigenschaften der Zellen auf den Chips werden diese mit Fibronektin beschichtet. Die Zellen werden aus Herzen 1–3 Tage alter postnataler Ratten gewonnen [31], vereinzelt und auf die Transistor-Oberfläche in serumhaltigem Medium mit einer Dichte von ca. $3 \cdot 10^7$ Zellen/cm² aufgebracht. Die Transistoren mit den Zellen werden bei 37°C in einem Brutschrank inkubiert. Nach 2–3 Tagen bildet sich eine konfluente Zellmonolage, die spontane rhythmische Kontraktions-Aktivität zeigt.

Die elektrische Aktivität dieser Zellen kann unter diesen Bedingungen ab dem 2. Tag nach Platieren untersucht werden, wozu das Transistor-Array an einen 16-Kanal Vorverstärker angeschlossen, die Betriebsspannungen angelegt, die resultierenden Offset-Ströme kompensiert und das Signal 100-fach verstärkt werden. Zu Kontrollzwecken kann die zeitliche Abfolge der Membranspannung mittels einer Glas-Mikroelektrode und einem entsprechenden Verstärker verfolgt werden. Die Elektrode kann dabei über eine Mikromanipulator-Einheit, die an den Aufbau angeschlossen ist, unter mikroskopischer Kontrolle in eine einzelne Zelle dieses Monolayers eingestochen werden.

Die Signale (Aktionspotentiale) dieser Zellen liegen in der Größenordnung von 50 bis 100 mV. In den FET eingekoppelte Signale einer im Gatebereich wachsenden Zelle (Abb. 3.9) bewirken dort eine Potentialänderung und damit eine Änderung des Stroms durch den Transistor. Ganz ähnlich, von der Form jedoch kleiner sind die Signale, die mit den metallischen Gateelektroden aufgenommen werden.

Die Größe sowie die Form dieser Potentialänderung ist von den Kopplungsparametern, nämlich den elektrischen Eigenschaften von Zelle und FET im Gatebereich abhängig. Vereinfacht können diese Eigenschaften durch ein Ersatzschaltbild im Punkt-Kontakt-Modell [9, 32, 33] dargestellt werden (Abb. 3.10). Man nimmt dabei an, daß alle Ströme im Kontaktbereich durch einen gemeinsamen Punkt (V_J) fließen. Die Kopplung wird dabei bestimmt durch die passiven Elemente Gateoxid-Kapazität C_{JG}, Membran-Kapazität C_{JM} und Leckwiderstand R_J sowie die Membranströme der Na^+, Ca^{2+}, K^+-Ionen und der Lecks, die durch entsprechende Hodgkin-Huxley Elemente [34] modelliert werden. Die extrazelluläre Spannung $V_J(t)$ kann dann gemäß Glg. 3.1 von der intrazellulären Spannung $V_M(t)$ abgeleitet werden [33], wobei die Ionenströme durch die Membran im Kontaktbereich durch einen Faktor für die jeweilige Ionensorte skaliert werden kann.

Glg. 3.1:

$$C_{JG} \frac{dV_J}{dt} + \frac{1}{R_J} V_J = C_{JM} \frac{d(V_M - V_J)}{dt} + \sum_i X_i I_{JM}^i$$

Zur Berechnung der zeitlichen Verläufe des Stroms durch die Ionenkanäle $I_{JM}^i(t)$ als auch der intrazellulären Spannung $V_M(t)$ wurde die Simulations-

Software OXSOFT HEART [35] verwendet, in der Modelle von einzelnen Herzzellen implementiert sind.

In Abb. 3.11 sind typische Aktionspotentiale dargestellt, die mittels Mikroelektrode (intrazellulär, I) bzw. mit FET (extrazellulär, A und B) aufgenommen wurden [33]. Man erkennt deutlich die sehr gute Korrelation beider Signale. Das extrazelluläre Signal ist dabei jedoch kleiner (einige 100 µV bis zu einigen mV) und in seiner Form gegenüber dem intrazellulären Signal (ca. 80 mV) verändert. Die Meßkurve A zeigt dabei nur ein extrem scharfes, positiv gerichtetes Signal zu Beginn des Aktionspotentials (AP), während Meßkurve B in der Form fast identisch zu der intrazellulären Messung ist. Abb. 3.12 zeigt Simulationen dieser Messungen. Dabei wurde das intrazelluläre Signal mit Hilfe der Simulations-Software OXSOFT HEART berechnet (Ventrikel-Zelle). Die Signalform von Meßkurve A kann hauptsächlich durch die Elemente C_{JM} und R_J erklärt werden, die in Kombination als Hochpaßfilter mit der charakteristischen Zeitkonstante $\tau_H = C_{JM} \cdot R_J$ wirken. Meßkurve B wird hauptsächlich durch das Verhältnis R_L^{JM}/R_J bestimmt, wobei beide Widerstände in der gleichen Größenordnung sein müssen.

Abb. 3.13 zeigt die am häufigsten gefundene Signalform Meßkurve D1, sowie Meßkurve D2 und D3. Interessanterweise muß dabei zur Erklärung der Signalformen (Abb. 3.14) z.T. von einer unsysmmetrischen Verteilung der Ionenkanäle in der Membran ausgegangen werden, die, verglichen mit der restlichen Membran, zu einer Erhöhung der Stromdichte im Kontaktbereich führt.

Nach wie vor werden funktionelle Tests von Herz-Medikamenten an ganzen Organen bzw. über aufwendige elektrophysiologische Meßmethoden an kultivierten Herzmuskelzellen von Ratten oder Meerschweinchen durchgeführt. Wir haben kultivierte Herzmuskelzellen auf unseren FET-Systemen eingesetzt, um den chronotropischen Effekt von Isoproterenol (ISO, ß-adrenerger Rezeptor), das G-Protein stimulierend wirkt und die Aktivität des L-Typ Kalzium-Kanals steigert, nachzuweisen. Vor der Zugabe von ISO wird die Schlagfrequenz der Zelle über einem Transistor für die Dauer von ca. 1 Minute bestimmt und nach Zugabe von ISO erneut über diesen Zeitraum gemessen. Anschließend daran wird eine Kontrollmessung durchgeführt, indem ISO sorgfältig ausgewaschen wird und die Schlagfrequenz der Zelle erneut über einen längeren Zeitraum mittels des Transistors verfolgt wird. Abb. 3.15 zeigt die Veränderung der Schlagfrequenz in Abhängigkeit der zugegebenen Menge an Isoproterenol (Dosis-Wirkungskurve).

3.3 Neuronale Netze in vivo

Nervenzellen (Neuronen) stellen die biologisch aktive Komponente des Nervensystems dar. Sie verarbeiten Informationen mit Hilfe einer Vielzahl von Synapsen sowie ihrer spezifischen Verknüpfung untereinander. Um solche neuronalen Netzwerke mit ihren Verschaltungen zu verstehen, ist es sinnvoll, an definiert aufgebauten neuronalen Modellstrukturen elektrische Signale mit hoher räumlicher und zeitlicher Auflösung zu messen.

Besonders reizvoll ist die Idee, ein kleines, lebendes Netzwerk aus synaptisch verbundenen Nervenzellen auf einem mikroelektronischen Bauelement aufzubauen. Eingang (Stimulation der Zelle) und Ausgang (Aufzeichnung der einzelnen Zellsignale) in einem solchen Netzwerk können dabei über das Bauelement kontrolliert werden und würden es somit erlauben, den Informationsfluß zu verfolgen.

Zur Verwirklichung dieser Idee sind bestimmte Anforderungen an die Zell/Substrat-Wechselwirkung zu stellen. Bei der ‚klassischen' Methode würden die Nervenzellen aus dem Zentralnervensystem von Säugetieren gemeinsam mit sogenannten Gliazellen kultiviert. Diese Zellen sorgen für die richtigen Bedingungen, indem sie z.B. Adhäsionsproteine ausscheiden und damit die Anhaftung der Nervenzellen erleichtern. Diese Zellen würden jedoch zu einem erheblichen Abstand zwischen Nervenzelle und Detektor führen, was wiederum zu einer erheblichen Reduktion der elektronischen Kopplung der Zellsignale in den FET führen würde. Deshalb sollten, um eine gute Kopplung zu erreichen, serumfreie Medien verwendet werden, die eine Proliferation der Gliazellen verhindern.

Die geometrisch kontrollierte Ausbildung des Netzwerkes geschieht durch gezielte Veränderung der chemischen Eigenschaften der Bauelement-Oberfläche. Dabei können z.B. Oberflächenmodifikationen eingesetzt werden, die zellabweisend wirken, oder die Herstellung von Oberflächenbereichen, die die Zell-Adhäsion und möglichst die Zell-Differentiation verstärken.

Eine Möglichkeit der Passivierung eines bestimmten Bereiches auf dem Chip bzgl. Zell-Adhäsion kann durch das Aufbringen einer zellabweisend wirkenden Polymerschicht auf der Oberfläche erreicht werden. Dabei können verschiedene Konzepte eingesetzt werden: so kann zuerst die gesamte Oberfläche mit dem Polymer beschichtet werden, das dann selektiv durch einen Lithographie-Schritt strukturiert wird [14]. Eine andere Möglichkeit besteht darin, die Polymerisation durch Licht zu starten und somit gleichzeitig für die Strukturierung zu sorgen [36, 37].

Der komplementäre Ansatz wird im weiteren diskutiert. Dazu bringen wir ein künstliches Peptid, das bestimmte Bindungssequenzen des extrazellulären Matrixproteins Laminin repräsentiert, lokal kontrolliert auf der

Oxid-Oberfläche auf. Es ist bekannt, daß diese Aminosäure-Sequenzen für die Adhäsion und die weitere Differentiation verantwortlich sind [38, 39]. Abb. 3.16 zeigt den Ablauf der Modifizierung: in einem ersten Schritt wird die Oberfläche mit Hilfe eines Aminosilans funktionalisiert, das wiederum mittels eines bifunktionellen Crosslinkers so modifiziert wird, daß das Peptid kovalent angebunden werden kann [40].

Um eine geometrische Definition dieser Oberflächenmodifikation zu erreichen, setzen wir die Mikrostempeltechnik (µCP) [41, 42] ein, wobei als 'Tinte' die Peptid-Lösung verwendet wird (Abb. 3.17). Entscheidend dabei ist eine sehr exakte Herstellung von Gußformen, aus denen Polydimethylsiloxane (PDMS) Stempel abgeformt werden können. Da zur Herstellung eines Nerven-Netzwerks auch sehr große Abstände (50 und 100 µm) zwischen den einzelnen, dünnen Linien (einige µm) erforderlich sind, ist bei der Herstellung darauf zu achten, daß der Stempel nicht zum Durchhängen neigt. Dies erreichen wir dadurch, daß wir die Stempel von einer dicken Photoresist-Struktur abformen (Abb. 3.18).

Durch Variation der Linienbreite und der Geometrie der Kreuzungspunkte konnten optimale Bedingungen für das kontrollierte Auswachsen von Nervenzellen aus dem Hippocampus von Ratten in chemisch definiertem Medium bestimmt werden. So zeigt sich, daß insbesondere Stempel mit Linienbreiten unter 5 µm und Knoten mit einem Durchmesser von ca. 12 µm an den Kreuzungspunkten der Linien zu sehr guten Ergebnissen führen (Abb. 3.19).

Nimmt man nun einerseits die Stimulation der Zell-Adhäsion durch die obengenannten Peptide sowie die guten Ergebnisse mit den zellabweisenden Beschichtungen, so sollten diese Methoden es uns erlauben, ein Muster an der Oberfläche der FETs zu erzeugen, das der lateralen Anordnung auf dem Chip entspricht. Abb. 3.20 zeigt im linken Teil ein Nerven-Netzwerk mit Zellen aus dem Hippocampus von Ratten, das so konstruiert ist, daß die Zellkörper auf die Gates (**G**) des FET-Arrays (rechter Teil) positioniert werden. Die Verbindungen zwischen den Nervenzellen werden ebenfalls durch die Oberflächen-Modifizierung kontrolliert und zeigen in diesem Fall die Ausbildung eines rechtwinkligen Netzwerkes. Es sollte damit möglich sein, die Kopplung von realen neuronalen Netzwerken mit den externen Elektroden zu verwirklichen und damit die elektrische Aktivität der Nervenzellen im Detail zu verfolgen.

Danksagung

Mein besonderer Dank gilt Prof. Dr. W. Knoll, der dieses Projekt großzügig unterstützt hat, das zu Teilen am Max-Planck-Institut für Polymerforschung in Mainz und am Institute of Physical and Chemical Research (RIKEN) in Japan durchgeführt wurde. Mein Dank geht auch an die Arbeitsgruppen von Prof. Dr. Alfred Maelicke (Universität Mainz), Prof. Dr. Adam Curtis (Universität Glasgow), Prof. Dr. Gräber (Universität Freiburg) und Prof. Dr. Jung (Universität Tübingen), die sehr viel zum Gelingen der Arbeit beigetragen haben. Ein besonderer Dank geht an Dr. Stephen Britland und Dr. C.K. Yeung (Universität Bradford, England), die maßgeblich zu den Experimenten mit dem Wirkstoff Isoproterenol beigetragen haben.

Literatur

[1] E. SACKMANN (1996), Science 271, 43–48.
[2] J. DARNELL (1995), Molecular Cell Biology, 3rd ed. W. H. Freeman, New York.
[3] C. TANFORD (1978), Science 200, 102–108.
[4] G. GREGORIADIS, A.C. ALLISON (1980), Liposomes in Biological Systems. Wiley, Chichester.
[5] P. LÄUGER, W. LESSLAUER, E. MARTI, J. RICHTER (1967), Biochim. Biophys. Acta 135, 20–32.
[6] I. LANGMUIR (1917), Journal of the American Chemical Society 39, 1848–1906.
[7] M. MONTAL, P. MUELLER (1972), Proceedings of the National Academy of Sciences of the United States of America 69, 3561–3566.
[8] B.A. CORNELL, V.L.B. BRAACH MAKSVYTIS, L.G. KING, P.D.J. OSMAN, B. RAGUSE, L. WIECZOREK, R.J. PACE (1997), Nature 387, 580–583.
[9] P. FROMHERZ, A. OFFENHÄUSSER, T. VETTER, J. WEIS (1991), Science 252, 1290–1293.
[10] A. OFFENHÄUSSER, C. SPRÖSSLER, M. MATSUZAWA, W. KNOLL, (1997) Biosensors & Bioelectronics 12, 819–826.
[11] C. SPRÖSSLER, D. RICHTER, M. DENYER, A. OFFENHÄUSSER (1998), Biosensors & Bioelectronics 13, 613–618.
[12] G.W. GROSS, E. RIESKE, G.W. KREUTZBERG, A. MEYER (1977), Neuroscience Letters 6, 101–105.
[13] R.S. PICKARD (1979), Journal of Neuroscience Methods 1, 301–318.
[14] G. ELENDER, M. KUHNER, E. SACKMANN (1996), Biosensors & Bioelectronics 11, 565–577.
[15] E. GYORVARY, B. WETZER, U.B. SLEYTR, A. SINNER, A. OFFENHÄUSSER, W. KNOLL (1999), Langmuir 15, 1337–1347.
[16] L.K. TAMM, H.M. MCCONNELL (1985), Biophysical Journal 47, 105–113.
[17] T.R. BAEKMARK, G. ELENDER, D.D. LASIC, E. SACKMANN (1995), Langmuir 11, 3975–3987.
[18] A. SINNER, A. OFFENHÄUSSER (1998), Thin Solid Films 329, 758–761.
[19] J. SPINKE, J. YANG, H. WOLF, M. LILEY, H. RINGSDORF, W. KNOLL (1992), Biophysical Journal 63, 1667–1671.

[20] M. STELZLE, G. WEISSMULLER, E. SACKMANN (1993), Journal of Physical Chemistry 97, 2974–2981.
[21] C. STEINEM, A. JANSHOFF, W.P. ULRICH, M. SIEBER, H.J. GALLA (1996), Biochimica et Biophysica Acta – Biomembranes 1279, 169–180.
[22] S. LINGLER, I. RUBINSTEIN, W. KNOLL, A. OFFENHÄUSSER (1997), Langmuir 13, 7085–7091.
[23] E. KRETSCHMANN (1971), Z. Phys. A 241, 313–324.
[24] W. KNOLL (1991), Mrs Bulletin 16, 29–39.
[25] J.R. MACDONALD (1987), Impedance Spectroscopy. Wiley, New York.
[26] A.J. BARD, L.R. FAULKNER (1980), Electrochemical Methods. Wiley, New York.
[27] E. NEHER, B. SAKMANN (1976), Nature 260, 799–802.
[28] P. BERGVELD (1972), IEEE Transactions on Biomedical Engineering 19, 342–351.
[29] P. BERGVELD, (1970), IEEE Transactions on Biomedical Engineering 17, 70–71.
[30] A. OFFENHÄUSSER, J. RUHE, W. KNOLL, (1995), Journal of Vacuum Science & Technology A-Vacuum Surfaces and Films 13, 2606–2612.
[31] H.M. PIPER, R. SPAHR, I. PROBST, P.G. SPIECKERMANN (1985), Basic Research in Cardiology 80, 175–180.
[32] P. FROMHERZ (1999), European Biophysics Journal with Biophysics Letters 28, 254–258.
[33] C. SPRÖSSLER, M. DENYER, S. BRITLAND, W. KNOLL, A. OFFENHÄUSSER (1999), Physical Review E 60, 2171–2176.
[34] A.L. HODGKIN, A.F. HUXLEY (1952), J. Physiol. 117, 500–544.
[35] D. NOBLE (1997), OXSOFT Heart Manual, version 4.8, OXSOFT Ltd., Oxford.
[36] W. KNOLL, M. MATSUZAWA, A. OFFENHÄUSSER, J. RUHE (1996), Israel Journal of Chemistry 36, 357–369.
[37] O. PRUCKER, M. SCHIMMEL, G. TOVAR, W. KNOLL, J. RUHE (1998), Advanced Material 10, 1073.
[38] H.K. KLEINMAN, R.C. OGLE, F.B. CANNON, C.D. LITTLE, T.M. SWEENEY (1988), Proc. Nat. Acad. Sci. USA 85, 1282–1286.
[39] H.K. KLEINMAN, G.C. SEPHEL, K.I. TASHIRO, B.S. WEEKS, B.A. BURROUS, S.H. ADLER, Y. YAMADA, G.R. MARTIN (1990), Ann. N.Y. Acad. Sci. 580, 302–310.
[40] M. MATSUZAWA, P. LIESI, W. KNOLL (1996), Journal of Neuroscience Methods 69, 189–196.
[41] R. SINGHVI, A. KUMAR, G.P. LOPEZ, G.N. STEPHANOPOULOS, D.I.C. WANG, G.M. WHITESIDES, D.E. INGBER (1994), Science 264, 696–698.
[42] C.D. JAMES, R.C. DAVIS, L. KAM, H.G. CRAIGHEAD, M. ISAACSON, J.N. TURNER, W. SHAIN (1998), Langmuir 14, 741–744.

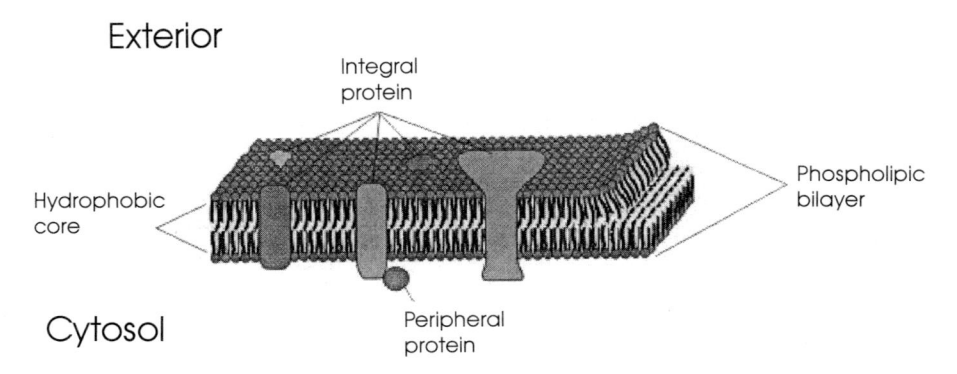

Abb. 1.1: Schematische Darstellung einer typischen Biomembran. Natürliche Membranen bestehen aus einer komplexen Mischung von Lipiden und membranverankerten Proteinen. Dabei bestimmt die Lipiddoppelschicht die Grundstruktur der biologischen Membran, während die membranverankerten Proteine als spezifische Rezeptoren, Enzyme oder Transportsystem für die meisten Membranfunktionen verantwortlich sind.

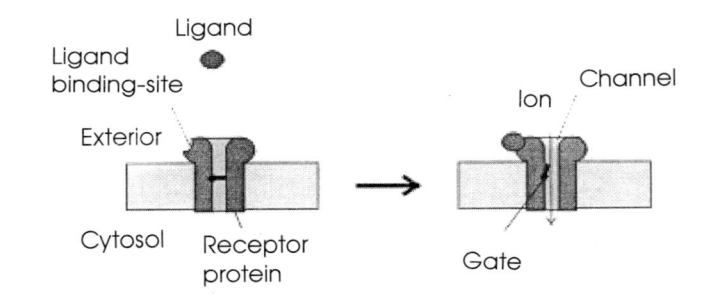

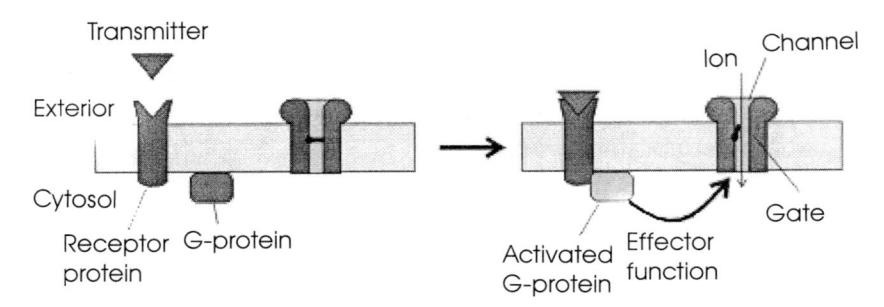

Abb. 1.2: Als Beispiel sind ausgewählte Funktionsweisen von Biomembranen dargestellt: im oberen Teil als Liganden-gesteuerter Ionenkanal, unten als G-Protein-gesteuerter Komplex. Diese Kanäle sind triggerbar, d.h. bestimmte von außen zugegebene Moleküle führen zu einer – meist reversiblen – Konformationsänderung des Proteins.

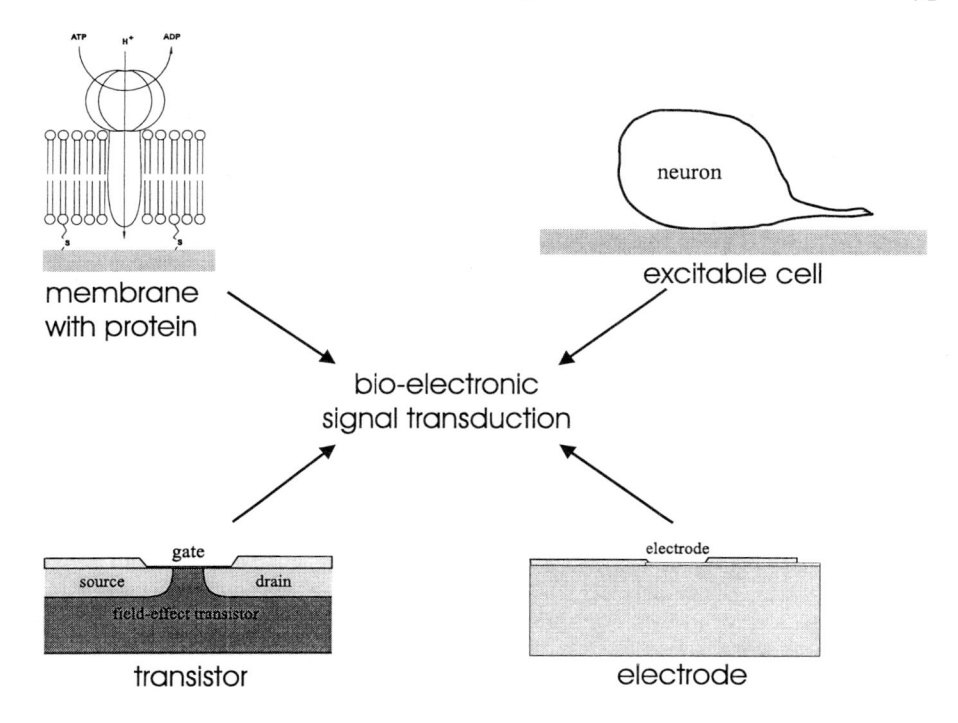

Abb. 1.3: Die Strukturenelemente für die Kopplung funktioneller Membranen mit elektrischen Detektoren sind einerseits trägergestützte Modellmembranen, die durch den Einbau von Proteinen funktionalisiert werden, während auf der anderen Seite natürliche Membranen von ganzen Zellen bzw. Zellverbänden verwendet werden. Als elektronische Detektionssysteme werden zur Ankopplung an diese Membransysteme entsprechend konzipierte Feldeffekt-Transistoren sowie Metall-Makro- und Mikroelektroden eingesetzt.

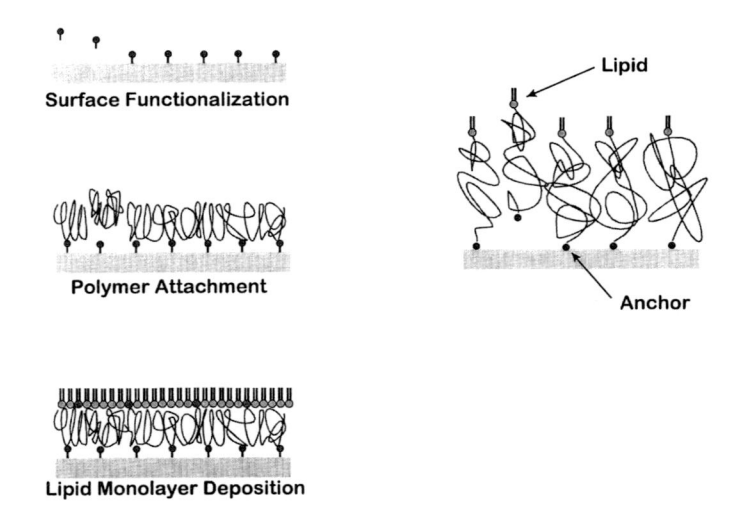

Abb. 2.1: Links: Sequentiell aufgebaute substratgestütze Modellmembranen durch Chemisorption von linearen bzw. verzweigten Polymeren/Oligomeren auf funktionalisierte Self-Assembled Monolayer (SAM). Als letzter Schritt folgt das Aufbringen der Lipidschicht. Rechts: Substratgestützte Lipidschicht wird in einem Ein-Schritt-Prozeß durch direktes Anbinden aufgebracht.

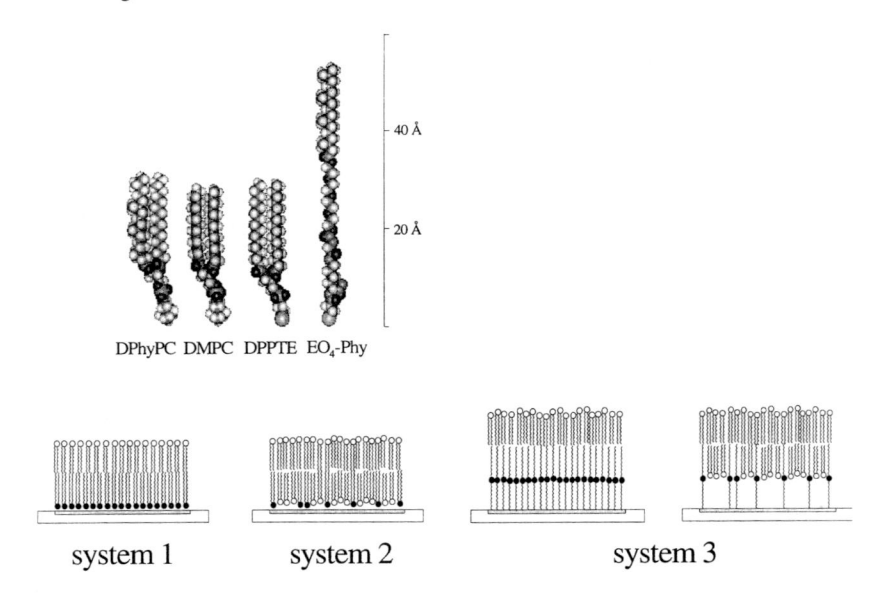

Abb. 2.2: Verwendete Lipide zur Verwirklichung unterschiedlicher Konzepte substratgestützter Lipidmembranen im Ein-Schritt-Prozeß auf Goldoberflächen.

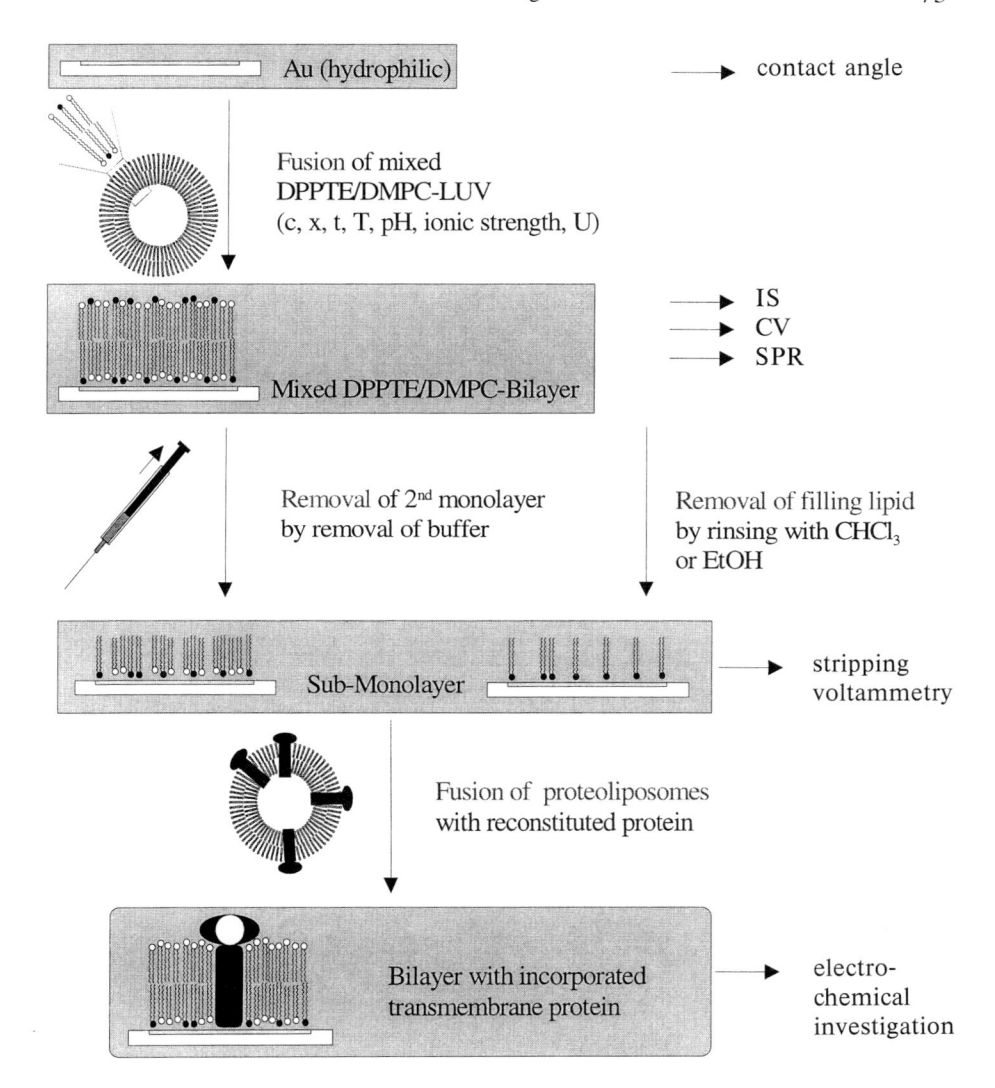

Abb. 2.3: Herstellung substratgestützter Membranen auf Gold durch Ausrollen gemischter Vesikel.

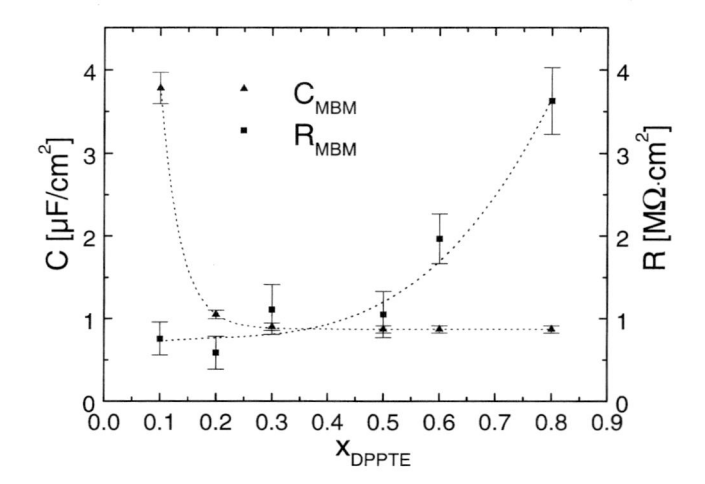

Abb. 2.4: Elektrische Eigenschaften (Kapazität C und Widerstand R) der substratgestützten Membran in Abhängigkeit des Molenbruchs Thiolipid der eingesetzten Vesikel.

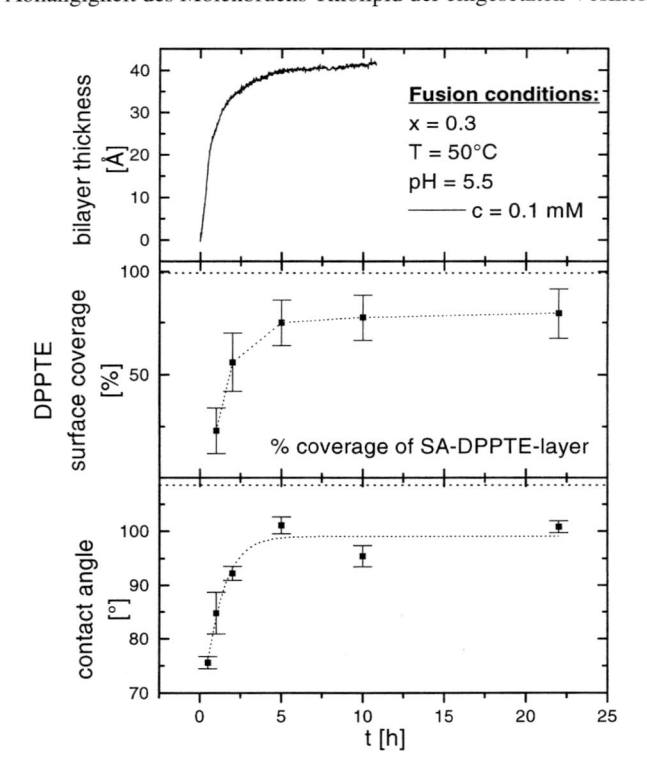

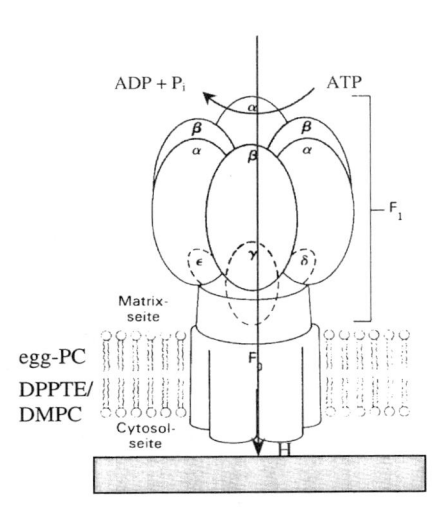

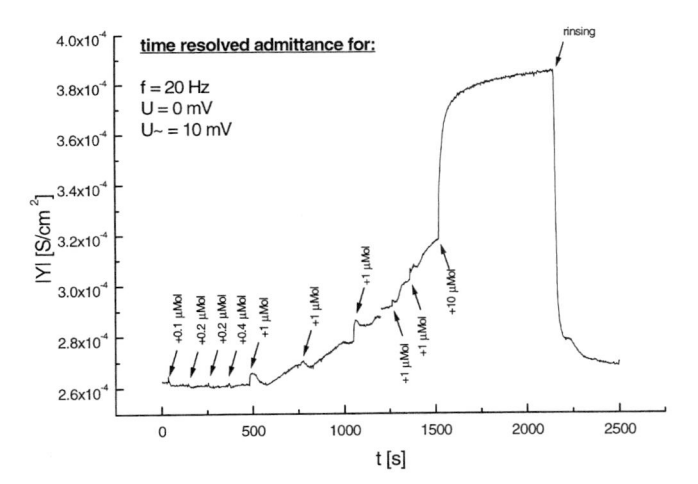

Abb. 2.6: Änderung des komplexen Leitwertes (unten) von substratgestützten Membranen mit eingebauter EF_0F_1-ATPase (oben) bei Zugabe von ATP.

Abb. 2.5: Einfluß der Reaktionszeit der gemischten Lipidvesikel mit der Goldelektrode: (oben) optische Schichtdicke gemessen mittels Oberflächenplasmonen-Resonanz-Spektroskopie, (Mitte) Bedeckung bestimmt über elektrochemische Desorptionsexperimente und (unten) Wasserkontaktwinkel der Probe.

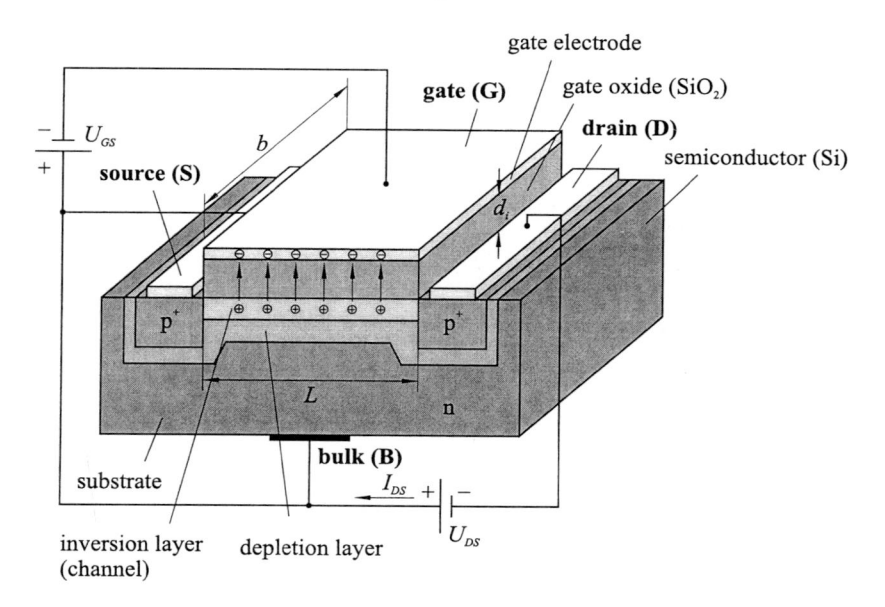

Abb. 3.1: Schnittzeichnung durch einen p-Kanal Feldeffekt-Transistor (FET). Die negative Gatespannung U_{GS} führt zu einem leitenden Kanal unter dem Gateoxid. Über diesen Inversionskanal fließt der Drainstrom zwischen Drain (D) und Source (S).

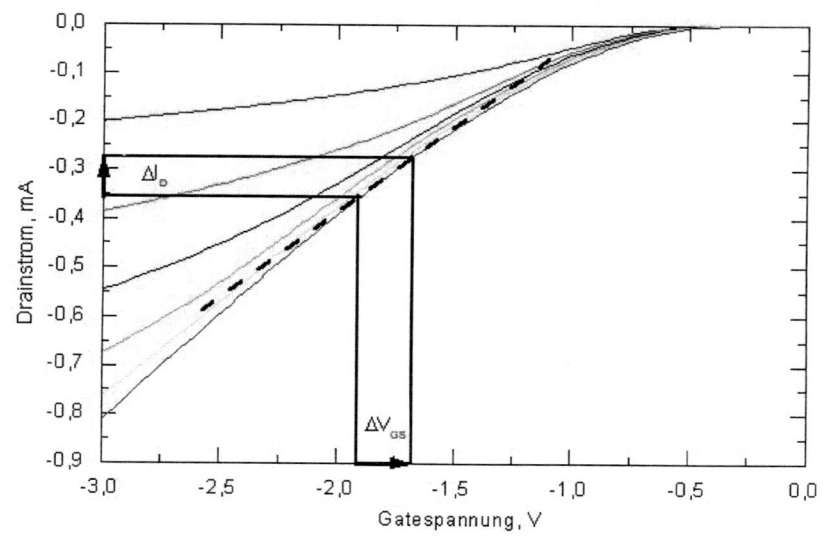

Abb. 3.2: Transferkennlinienfeld: die Kennlinien verlaufen bei kleinen Gatespannungen im Sättigungsbereich (Anlaufbereich). Mit wachsender Gatespannung ist der Inversionskanal nicht mehr abgeschnürt und die Kennlinien gehen in den aktiven Bereich über.

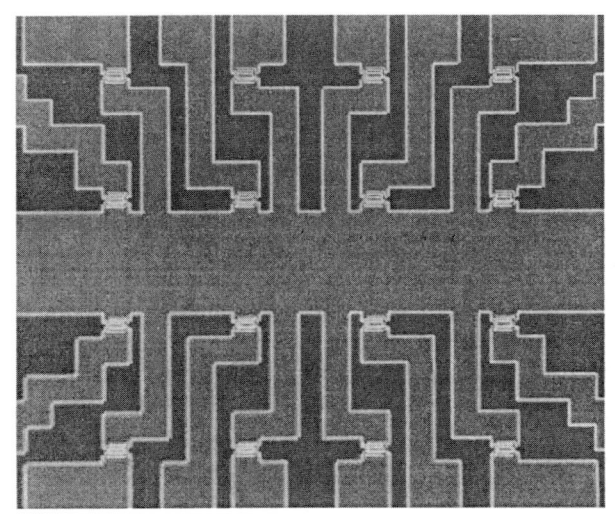

Abb. 3.3: FET-Array mit 4 x 4 Transistoren. In der Mitte ist die gemeinsame Sourcezuleitung zu sehen. Nach oben und unten verlaufen die einzelnen Drainzuleitungen.

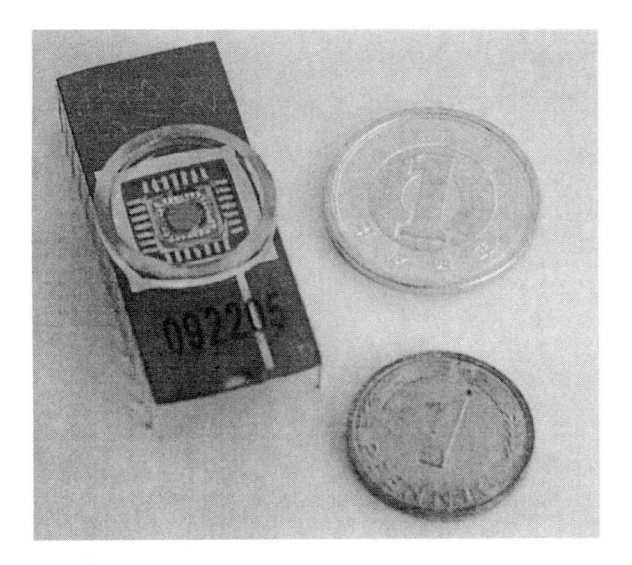

Abb. 3.4: Photographie eines einsatzbereiten Bauelements. Auf dem Gehäuse bildet der Glasring mit der Silikonvergußmasse die Badkammer. Das Keramikgehäuse nimmt in seinem Zentrum den Chip auf und bietet mit den nach unten führenden Anschlüssen die Möglichkeit der direkten Kontaktierung in einem Klemmsockel. Zum Größenvergleich sind eine Pfennig- sowie eine Yen-Münze dargestellt.

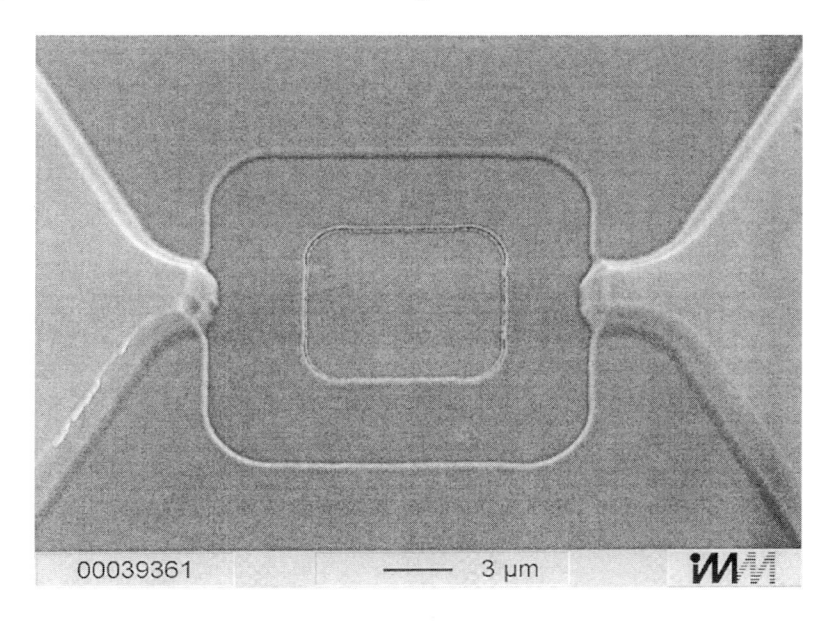

Abb. 3.5: Rasterelektronenmikroskopische Aufnahme eines einzelnen Gates. Das innere Rechteck definiert die Gateöffnung und damit auch die Kanalbreite, der Abstand zwischen Source (oben) und Drain (unten) bestimmt die Kanallänge. Man erkennt die etwas erhöhte Struktur des Kanalbereichs.

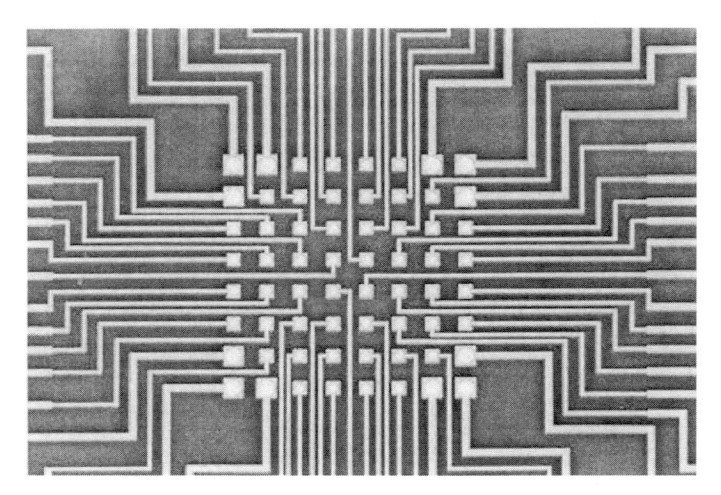

Abb. 3.6: Gateelektroden-Array mit 8 x 8 einzeln ansprechbaren Metall-Mikroelektroden. Der Abstand zwischen den einzelnen Elektrodenspitzen beträgt 200 µm.

Abbildungen 79

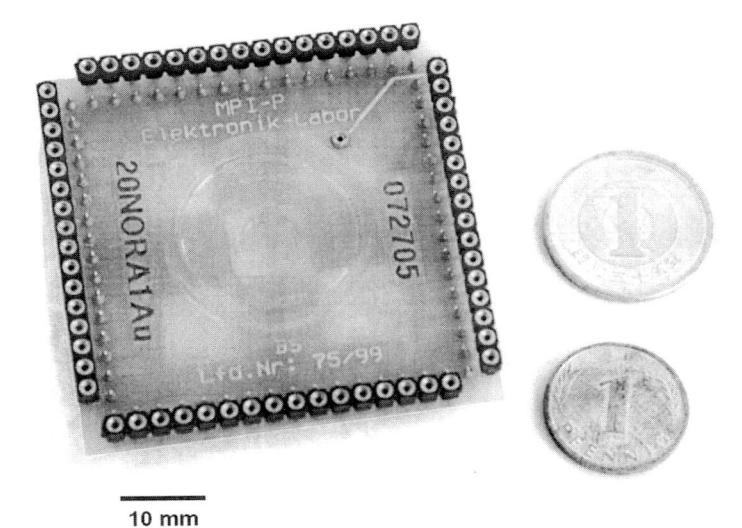

10 mm

Abb. 3.7: Photographie eines einsatzbereiten Bauelements. Wie beim FET-Array bildet der Glasring mit der Silikonvergußmasse die Badkammer. Die Platine nimmt in seinem Zentrum den Chip auf und bietet mit den nach unten führenden Anschlüssen die Möglichkeit der direkten Kontaktierung in einem Klemmsockel. Zum Größenvergleich sind eine Pfennig- sowie eine Yen-Münze dargestellt.

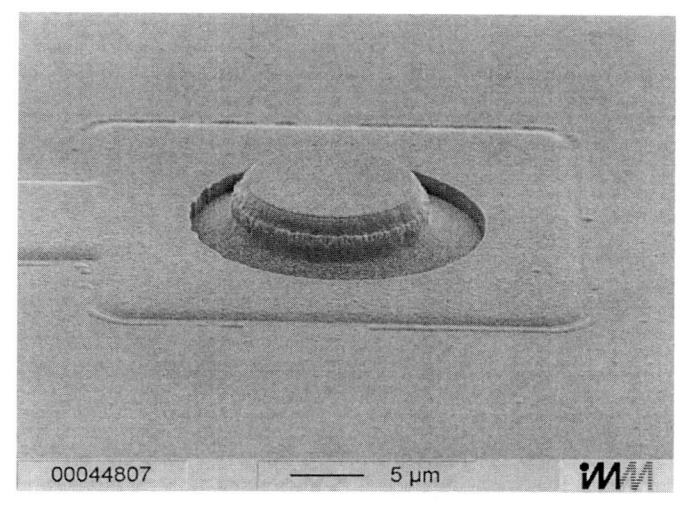

Abb. 3.8: Rasterelektronenmikroskopische Aufnahme einer einzelnen durch einen speziellen Herstellungsprozeß erzeugten Plateau-Elektrode. Der äußere Ring definiert die Elektrodenöffnung. Man erkennt die etwas erhöhte Struktur der metallischen Zuleitung.

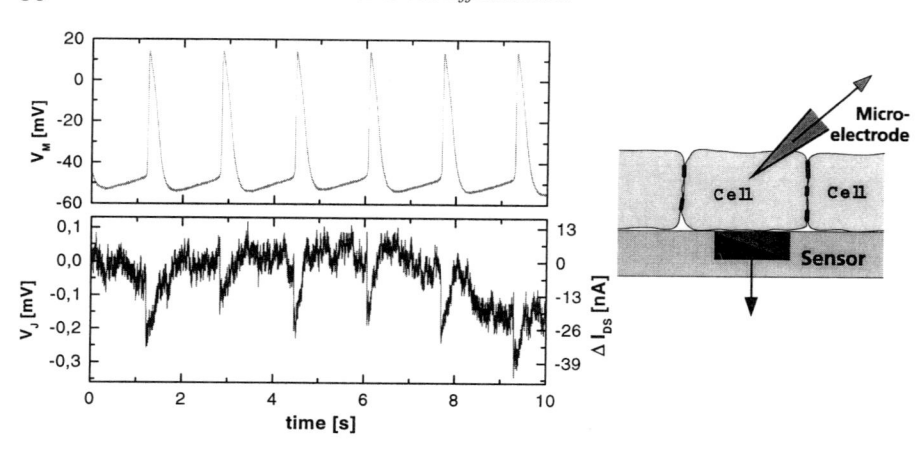

Abb. 3.9: Intrazelluläres (oben) und extrazelluläres (unten) Signal von Herzmuskelzellen nach 3 DIV auf FET-Array. Der schematische Versuchsaufbau ist rechts abgebildet. Die Zellen zeigen eine regelmäßige Abfolge von Aktionspotentialen (APs).

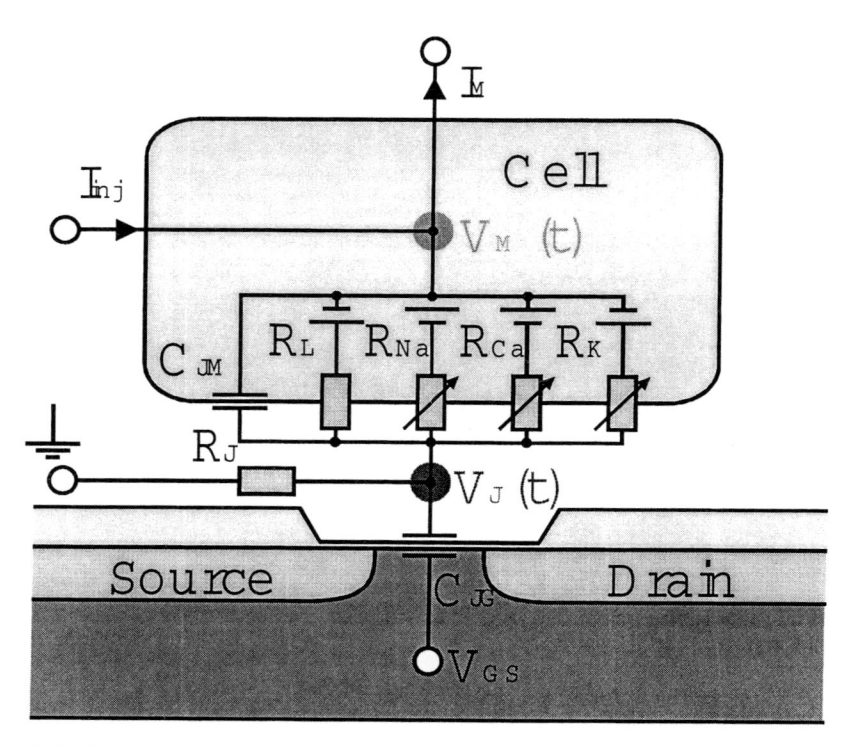

Abb. 3.10: Punktkontaktmodell zur Erklärung der extrazelullär gemessenen Signale.

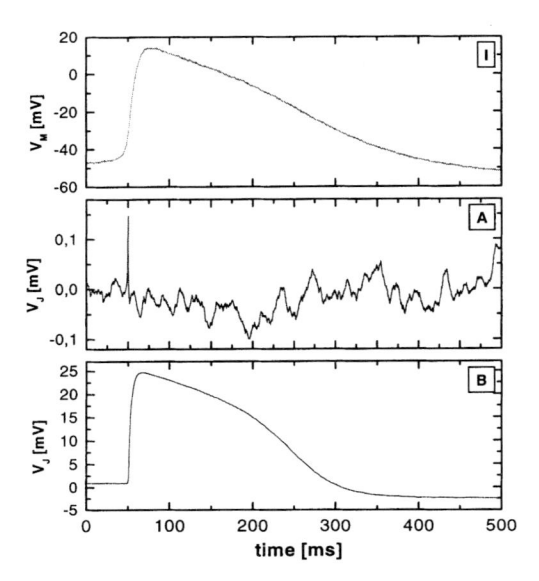

Abb. 3.11: Detaillierte Darstellung typischer Signale von Herzmuskelzellen gemessen mit Glas-Mikroelektrode (I) sowie mit FET (A und B).

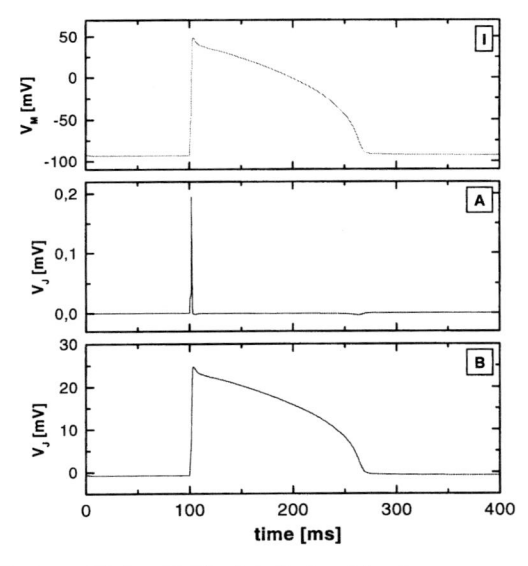

Abb. 3.12: Simulierte zeitliche Abhängigkeit der Membranspannung für eine einzelne Herzmuskelzelle (I). Die extrazellulär gemessenen FET-Signale (A und B) können mit Hilfe des Punktkontaktmodells berechnet werden, wobei in diesem Fall nur die passiven Membraneigenschaften berücksichtigt wurden.

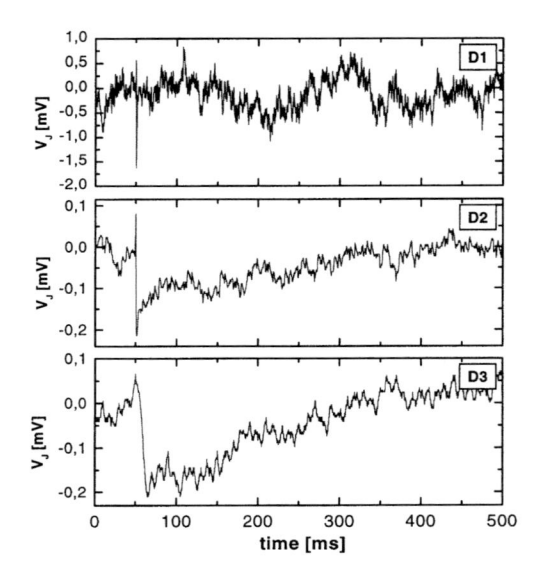

Abb. 3.13: Detaillierte Darstellung typischer Signale von Herzmuskelzellen gemessen mit FET.

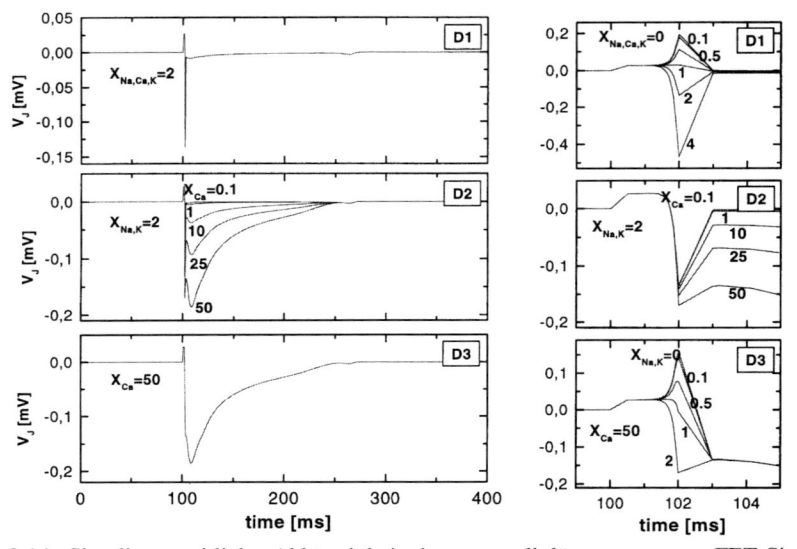

Abb. 3.14: Simulierte zeitliche Abhängigkeit der extrazellulär gemessenen FET-Signale. Zusätzlich müssen die Ionenströme im Kontaktbereich berücksichtigt werden. Die Diagramme auf der rechten Seite zeigen den jeweiligen Ausschnitt aus dem Anfangsbereich des Aktionspotentials. Die Ionenströme im Kontaktbereich müssen zur Erklärung der gemessenen Signale jeweils mit dem Faktor X skaliert werden.

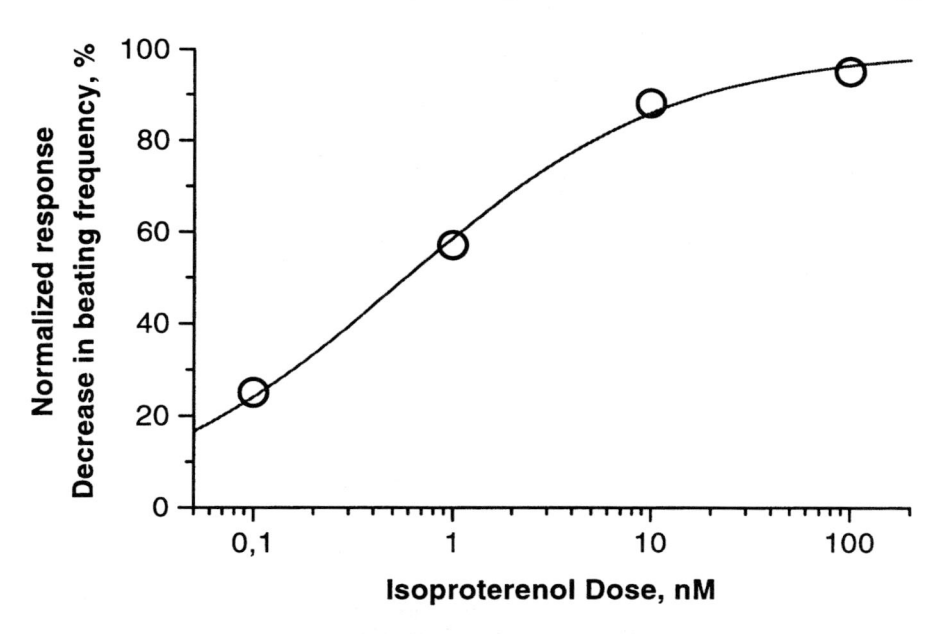

Abb. 3.15: Dosis-Wirkungskurve eines Zell-Transistor-Hybridsystems nach Zugabe von unterschiedlichen Mengen an Isoproterenol. Als Antwort wird dabei die prozentuale Änderung der Schlagfrequenz aufgetragen.

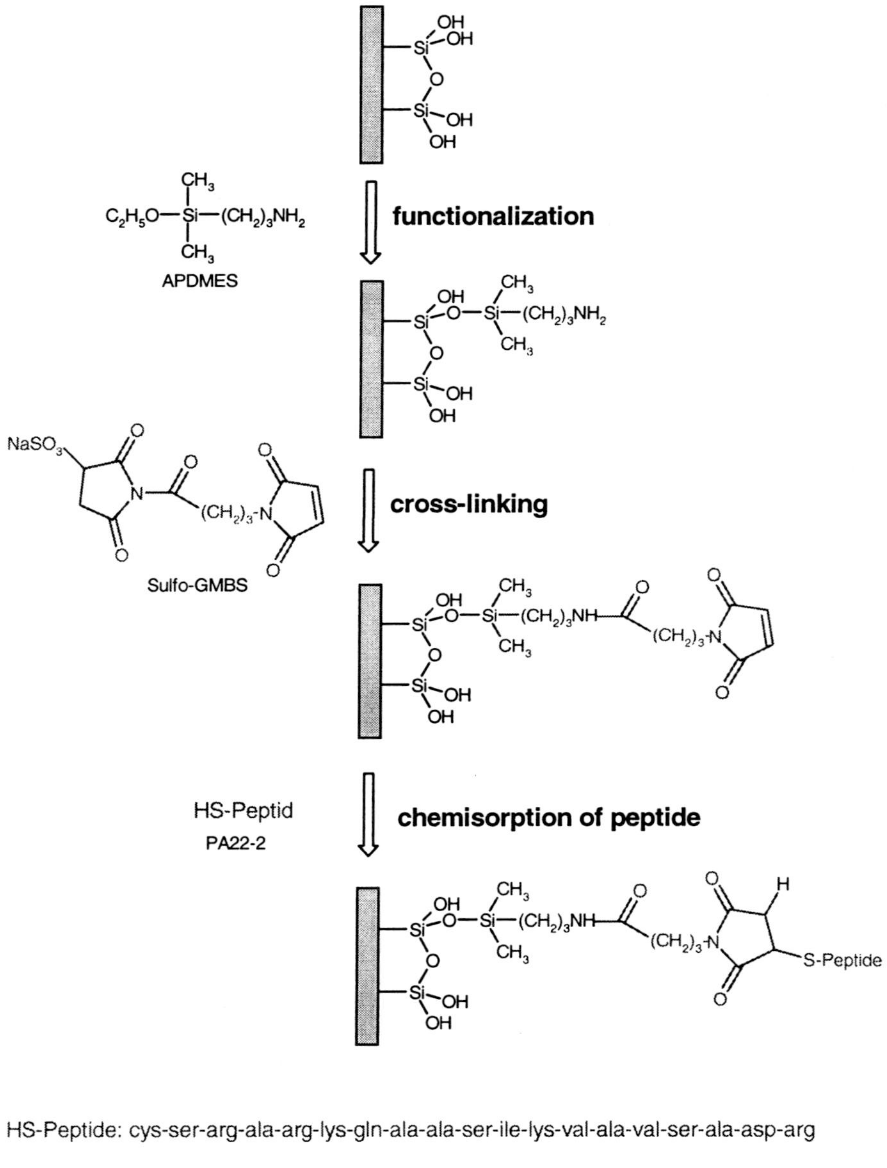

HS-Peptide: cys-ser-arg-ala-arg-lys-gln-ala-ala-ser-ile-lys-val-ala-val-ser-ala-asp-arg

Abb. 3.16: Funktionalisierung der Oberfläche mit einem künstlichen Peptid (PA22-2), das bestimmte Bindungssequenzen des extrazellulären Matrixproteins Laminin repräsentiert. Dabei wird das Peptid kovalent mittels eines bifunktionellen Crosslinkers an die mit Aminosilan funktionalisierte Oberfläche gebunden.

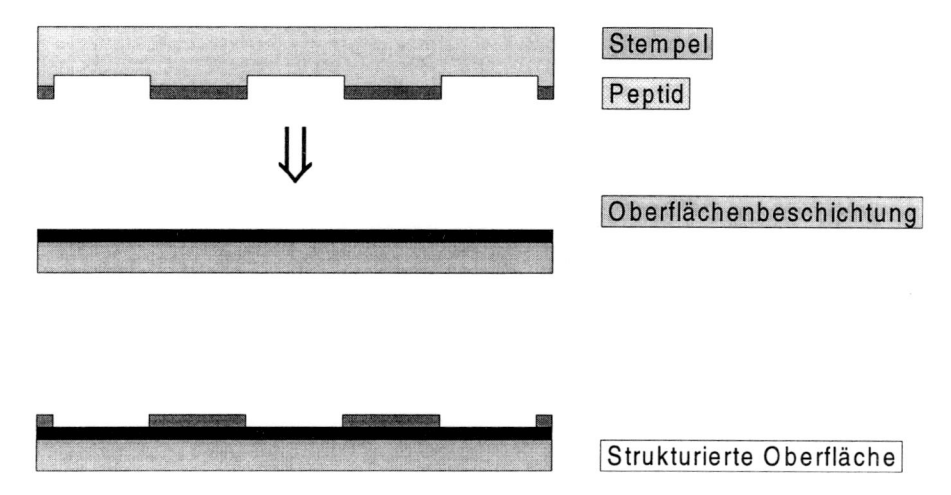

Abb. 3.17: Herstellung der Peptidmuster: auf die mit Aminosilan funktionalisierte Oberfläche wird ganzflächig der bifunktionelle Crosslinker angebunden. Darauf wird dann selektiv das Peptid mittels der Mikrostempel aufgebracht.

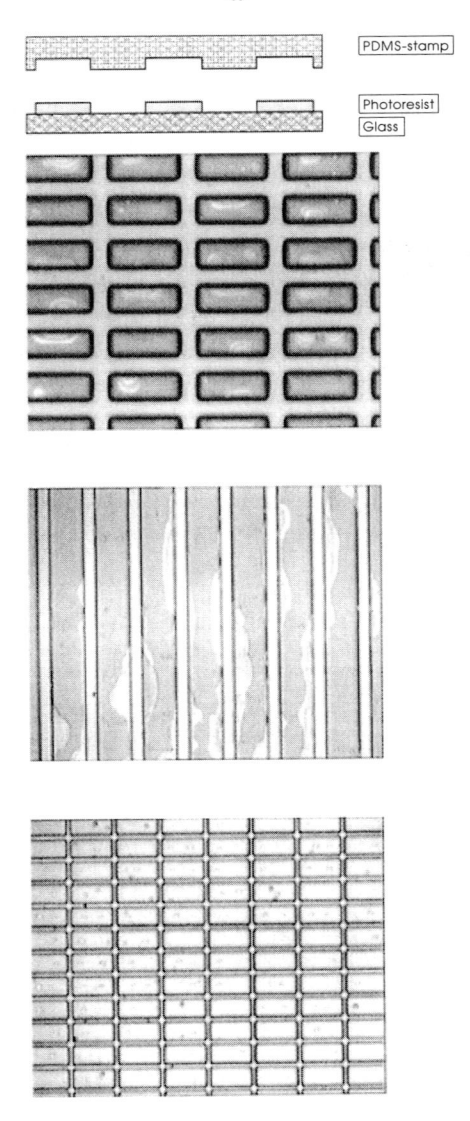

Abb. 3.18: Herstellung des Stempels durch Abformen des Polymers von der mit Photoresist beschichteten Glasoberfläche. Die Fotografien zeigen die Struktur und Geometrie der abgeformten Stempel.

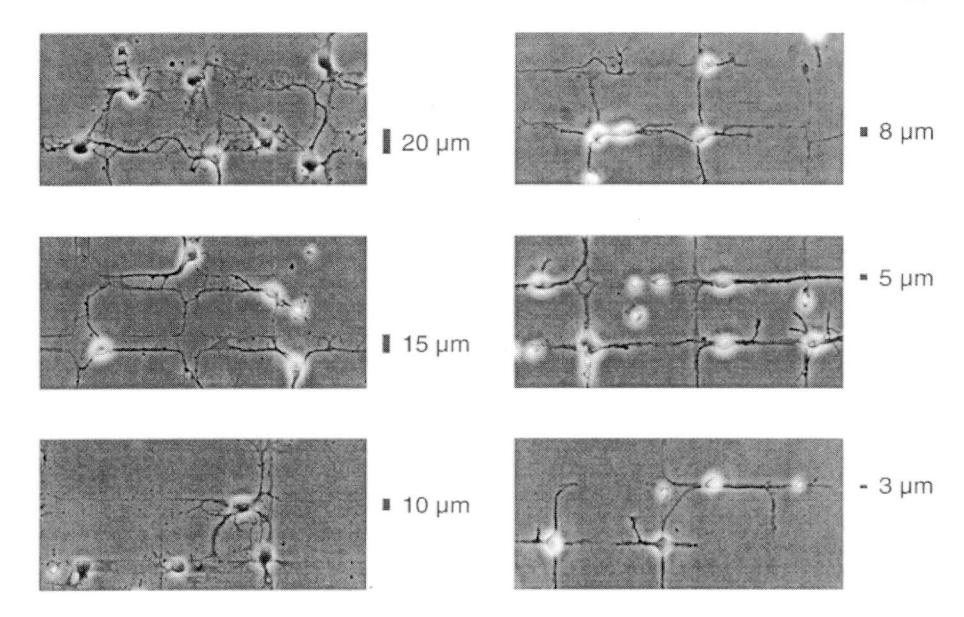

Abb. 3.19: Netzwerk-Morphologie in Abhängigkeit der Linienbreite des Stempels. Nervenzellen aus dem Hippocampus von Ratten wurden für einige Tage unter serumfreien Bedingungen auf den modifizierten Oberflächen kultiviert.

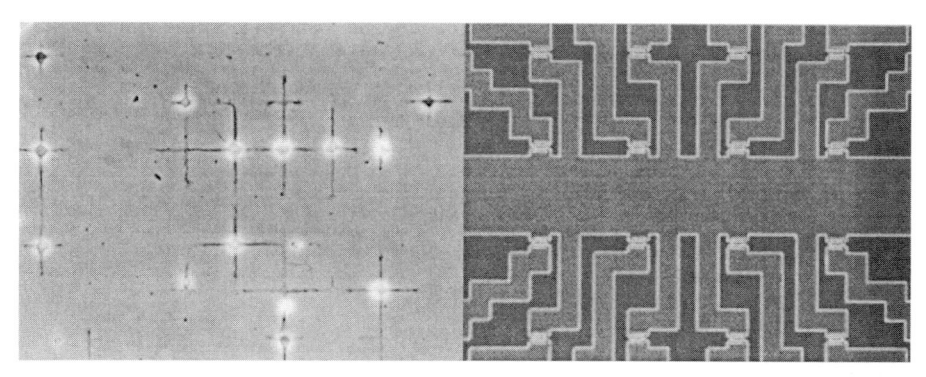

Abb. 3.20: Das Nerven-Netzwerk (linker Teil) mit Zellen aus dem Hippocampus von Ratten ist so konstruiert, daß die Zellkörper auf die Gates des FET-Arrays (rechter Teil) positioniert werden.

Colloquia Academica – Akademievorträge junger Wissenschaftler

Herausgegeben von der Akademie der Wissenschaften und der Literatur, Mainz in Verbindung mit der Johannes Gutenberg-Universität Mainz und dem Ministerium für Bildung, Wissenschaft und Weiterbildung des Landes Rheinland-Pfalz.
Franz Steiner Verlag Stuttgart.

Folgende Bände sind bisher in der Reihe N (= Naturwissenschaften) erschienen:

N 1995: *Wolfgang Müller:* Spezifische Wechselwirkung von Proteinen und katalytische Atomic Force Mikroskopie an funktionalisierten Oberflächen. *Andreas Wucher:* Oberflächenanalytik mit dem Laser.
Mit Beiträgen von Diethelm Johannsmann und Roland A. Fischer.
1995. 110 S. mit zahlr. Abb., DM 49.-, ISBN 3-515-06867-8.

N 1996: *Eberhard Fischer:* Vegetation von Ruanda: Zur Biodiversität und Ökologie eines zentralafrikanischen Landes. *Dieter Jahn:* Enzymatik und Regulation der Bildung bakterieller Tetrapyrrole.
1996. 74 S. mit 4 Abb. und zahlr. Fig., DM 32.-, ISBN 3-515-07090-7.

N 1997: *Friedemann Pulvermüller:* Sprache im Gehirn: Neurobiologische Überlegungen, psychophysiologische Befunde und psycholinguistische Implikationen. *Karola Rück-Braun:* Domino-Reaktionen am Eisen: Schlüssel zum Aufbau von Naturstoffen. *Karlfried Groebe:* Prä-capilläre Servokontrolle des Perfusionsdruckes und post-capilläre Abstimmung der Perfusionsgröße auf den Gewebebedarf: Ein neues Paradigma für die lokale Durchblutungsregulation.
1998. 125 S. mit 41 Abb., DM 58.- , ISBN 3-515-07401-5.

N 1998: *Ingrid Biehl:* Copyright-Schutz digitaler Daten durch kryptographische Fingerprinting-Schemata. *Michael Thielscher:* Kognitive Robotik – Perspektiven und Grenzen der KI-Forschung.
1999. 54 S., DM 22,80, ISBN 3-515-07565-8.

N 1999: *Bert Jüttler:* Rationale Splines zur Robotersteuerung. *Hans-Ulrich Kauczor:* Von der Grundlagenforschung zur klinischen Anwendung: Magnetresonanztomographie mit polarisiertem Helium-3-Gas. *Andreas Offenhäusser:* Kopplung funktioneller Biomembranen mit externen Elektroden.
2000. 87 S., DM 34.-, ISBN 3-515-07710-3.

Preisänderungen vorbehalten.